AASHITA JAIN
DS GUPTA
DEEPIKA SAINI

Expansores de tecidos em cirurgia maxilofacial

AASHITA JAIN
DS GUPTA
DEEPIKA SAINI

Expansores de tecidos em cirurgia maxilofacial

ScienciaScripts

Imprint

Any brand names and product names mentioned in this book are subject to trademark, brand or patent protection and are trademarks or registered trademarks of their respective holders. The use of brand names, product names, common names, trade names, product descriptions etc. even without a particular marking in this work is in no way to be construed to mean that such names may be regarded as unrestricted in respect of trademark and brand protection legislation and could thus be used by anyone.

Cover image: www.ingimage.com

This book is a translation from the original published under ISBN 978-620-7-47421-9.

Publisher:
Sciencia Scripts
is a trademark of
Dodo Books Indian Ocean Ltd. and OmniScriptum S.R.L publishing group

120 High Road, East Finchley, London, N2 9ED, United Kingdom
Str. Armeneasca 28/1, office 1, Chisinau MD-2012, Republic of Moldova, Europe
Printed at: see last page
ISBN: 978-620-7-98852-5

Conteúdo

RECONHECIMENTO

Este livro só foi possível graças à colaboração de muitas pessoas. Gostaria de expressar o meu profundo apreço a todos os colaboradores cujos esforços incansáveis tornaram este livro possível. Reconheço a minha gratidão ao Professor Dr. D.S. Gupta por ter proporcionado as facilidades e oportunidades que tornaram este livro possível. O seu constante encorajamento e apreço pelo bom trabalho sempre me deram um impulso.

Gostaria de apresentar os meus sinceros agradecimentos ao respeitado Dr. Nandakishore D (Prof. e Diretor), ao Dr. Nimish Agarwal (Leitor), ao Dr. Saubhagya Agarwal (leitor) e ao Dr. Nakul Chaudhary (professor sénior) do Departamento de Cirurgia Oral e Maxilofacial.

Por último, o meu profundo apreço e amor à minha família, especialmente à minha mãe, Sra. Rekha Jain, e ao meu pai, Sr. Amit Jain, pelo seu apoio e motivação constantes, e aos meus amigos por me encorajarem sempre.

DR. AASHITA JAIN

INTRODUÇÃO

A cirurgia reconstrutiva maxilofacial lida com a restauração da anatomia ausente ou deformada, como osso, pele, mucosa, músculo e nervo. As experiências da Primeira e da Segunda Guerra Mundial resultaram em avanços sem precedentes na cirurgia reconstrutiva maxilofacial, como o uso de enxertos ósseos não vascularizados, fixação de fios interdentais, enxertos de pele e retalhos de tecidos moles pediculados "tubulares". No final da Segunda Guerra Mundial, os avanços na técnica cirúrgica, os avanços na anestesiologia e o advento da penicilina levaram a melhorias na morbidade e mortalidade e tornaram a cirurgia reconstrutiva uma realidade comum. Apesar destas melhorias nos cuidados clínicos, os tempos de tratamento eram excessivamente longos e eram afectados por elevadas taxas de complicações e de insucesso dos enxertos ósseos, a menos que fossem realizados de forma faseada. O cirurgião maxilofacial contemporâneo tem no seu arsenal uma vasta gama de retalhos de tecidos moles, ósseos e compostos - tanto pediculados como livres - que proporcionam um grau de previsibilidade muito maior do que no passado. Os enxertos autógenos e alogénicos podem ser utilizados para restaurar a pele, a mucosa e os nervos de forma eficaz. Além disso, os tempos de tratamento para restaurar a forma e a função de um doente são mais curtos. Os defeitos de tecido composto que envolvem o esqueleto maxilo-mandibular podem ser restaurados para a forma pré-mórbida e a função pode ser devolvida através de uma reabilitação bem sucedida suportada por implantes dentários. A controvérsia sobre a realização ou não de uma reconstrução faseada ou imediata está largamente ultrapassada, uma vez que a maioria dos pacientes pode ser reconstruída numa única operação e apenas alguns pacientes necessitam de ser submetidos a vários procedimentos reconstrutivos.[1]

Alguns procedimentos reconstrutivos são:

Intenção secundária

A segunda intenção pode ser utilizada como tratamento cirúrgico definitivo ou temporário de defeitos do couro cabeludo e da fronte. A cicatrização por segunda intenção permite a formação de tecido de granulação e epitelização, independentemente da presença de uma camada pericraniana. No entanto, está associada a telangiectasia, alopécia, cicatrizes atróficas e desfasamento de cor e perfil. Os tempos de cicatrização mais longos podem também atrasar a terapia adjuvante no caso de reconstrução oncológica. Esta técnica pode ser combinada com um fecho em bolsa para diminuir o tamanho de grandes defeitos no couro cabeludo. Assim que o tamanho e a profundidade do defeito se tornarem mais manejáveis e se desenvolver tecido de granulação adequado, pode ser efectuado enxerto de pele, aloenxerto ou reconstrução com retalho local. É normalmente reservada a doentes com múltiplas comorbilidades que não toleram a anestesia geral para procedimentos mais definitivos. Esta opção deve ser considerada, mesmo na ausência de uma camada pericraniana. Becker et al relataram uma série de 205 pacientes com defeitos de espessura total do couro cabeludo e testa após a cirurgia de Mohs. Em 38 pacientes com exposição óssea, houve 100% de cicatrização sem infeção. No entanto, o tempo para a epitelização foi de 7 semanas para feridas sem exposição óssea e de 13 semanas quando o osso estava exposto.[2]

Aloenxertos

Os aloenxertos são matrizes descelularizadas que compreendem um complexo de membrana basal estruturalmente integrado e uma matriz extracelular. São normalmente utilizados em cirurgia de cabeça e pescoço na reconstrução da cavidade oral sob a forma de uma matriz dérmica acelular (AlloDerm, Lifecell Corporation). Os materiais mais recentes disponíveis para promover a formação de tecido de granulação e a cicatrização de defeitos cutâneos incluem o BioFix Amniotic Allograft (Integra LifeSciences) e a MatriStem Wound Matrix (ACell). Estes materiais estão disponíveis em várias formas, incluindo folhas e matrizes em pó, que podem ser aplicadas a um defeito para promover a formação de tecido de granulação e a cicatrização por segunda intenção. Esta técnica pode ser utilizada como tratamento definitivo ou como ponte para outros procedimentos, tais como enxertos de pele de espessura parcial ou retalhos de tecido local, conforme considerado necessário pelo cirurgião reconstrutivo.[2]

Enxertos de pele

Quando o encerramento primário do retalho local é impossível e está disponível um leito de ferida adequado, os enxertos de pele de espessura parcial ou total são opções viáveis. Os enxertos de pele de espessura parcial são normalmente colhidos na parte anterior da coxa, quando utilizados para reconstruções maiores da cabeça e do pescoço. O comprimento e a largura do enxerto de pele são determinados pelo tamanho do defeito. Assim que o enxerto de pele é colocado em contacto com o leito da ferida, começa a sofrer uma série de alterações. Durante as primeiras 48 horas, o enxerto de pele absorve o fluido plasmático da ferida através de um processo designado por imbibição plasmática. Subsequentemente, o crescimento vascular ocorre entre os dias 4 e 7 através do processo de inosculação. Estes pequenos vasos sanguíneos acabam por crescer no enxerto de pele através de canais endoteliais pré-existentes e contribuem para uma rede vascular rica. Os enxertos de pele de espessura total também foram descritos como uma técnica de reconstrução de defeitos do couro cabeludo. Worlicek e Kaufmann descreveram um método de colheita de enxertos de pele de espessura total do braço, que foi utilizado para reconstruir um defeito de espessura total do couro cabeludo com bons resultados.[2]

Retalhos locais

Os retalhos locais são vantajosos na reconstrução de defeitos do couro cabeludo e da fronte devido à capacidade de substituir o defeito por tecido de aparência semelhante. Os retalhos locais estão associados a taxas de complicações muito baixas de 3,4%.[9] As opções para o fechamento do retalho local incluem retalhos de rotação, avanço e transposição. Ao desenhar retalhos locais na testa, é importante seguir certos princípios, que incluem o uso de bases largas e descolamento amplo, bem como o uso mínimo de cautério. Devido à natureza espessa e inelástica do couro cabeludo, os retalhos de avanço não são normalmente utilizados isoladamente. Eles são combinados com uma miríade de retalhos rotacionais. A combinação de retalhos de rotação e de avanço permite a distribuição da tensão em várias linhas de incisão. O retalho O-to-Z e o retalho de Orticochea foram descritos classicamente no encerramento de grandes defeitos do couro cabeludo.[2]

Retalhos regionais

O retalho da fáscia temporoparietal é um retalho fasciocutâneo baseado nos ramos frontal e/ou parietal da artéria temporal superficial. Pode ser utilizado como retalho regional ou em transferência livre de tecido. Outros retalhos regionais que têm sido descritos na reconstrução do couro cabeludo e da fronte incluem os retalhos do trapézio e o retalho miocutâneo do grande dorsal. Em geral, os retalhos regionais têm seu uso limitado devido à versatilidade dos retalhos livres microvasculares. São comumente utilizados como retalhos de resgate em pacientes com má cicatrização devido à história de radiação, entre outras causas.[2]

Expansores de tecidos

Os expansores de tecidos são utilizados quando os retalhos locais não são suficientes para fechar um defeito, podendo ser necessário expandir o tecido que rodeia o defeito através da inserção de expansores de tecidos. A expansão dos tecidos é regida pelos conceitos de fluência biológica e mecânica. A fluência biológica refere-se ao aumento da atividade mitótica associada ao estiramento sustentado aplicado ao tecido, enquanto a fluência mecânica é definida como o alongamento da pele com uma carga constante ao longo do tempo para além da extensibilidade intrínseca. A pele sofre um espessamento epidérmico, um afinamento dérmico temporário e um aumento do fluxo sanguíneo durante o período de expansão. Em doentes com história de radiação e infeção prévias, a expansão dos tecidos está associada a elevadas taxas de complicações. Esta técnica deve ser utilizada em feridas estáveis e não irradiadas. Podem ser obtidos excelentes resultados com um aconselhamento pormenorizado do doente relativamente à deformidade transitória que será sentida. Defeitos muito grandes do couro cabeludo podem ser fechados combinando este método com retalhos de avanço rotacional local. É ideal colocar os expansores de tecido à distância do defeito no plano subgaleal para evitar a extrusão para a ferida. Podem ser adicionados até 10% da capacidade do expansor por semana. Uma expansão mais agressiva numa única sessão é frequentemente limitada pelo desconforto do paciente ou pela perfusão do tecido.[2]

Um expansor de tecidos moles é um expansor insuflável de elastómero de silicone com uma cúpula de injeção remota de elastómero de silicone. O expansor é delimitado por um envelope de silicone, que tem uma extensão para a colocação de um parafuso de fixação e poros que permitem que o fluido chegue ao hidrogel osmótico ativo. O envelope de silicone diminui de espessura após a expansão devido ao estiramento. Um expansor de tecido é normalmente implantado por baixo dos músculos e é acessível através de uma agulha de seringa que é periodicamente utilizada para injetar soro fisiológico isotónico estéril até o expansor de tecido atingir a dimensão pretendida.

QUADRO: 1 HISTÓRIA DO TECIDO EXPANSORES

ANO	HISTÓRIA DA T.E.
1905	Tentativa de alongamento do fémur por **Codvilla**
1908	**Magnuson** não encontrou nenhuma avaria após o osso da perna e alongamento de tecidos moles.
1921	a extensão das pernas também foi tentada por **Pucci**
1957	Neumann foi o primeiro a expandir a pele utilizando um balão de borracha que foi colocado subcutaneamente para obter pele expandida imediatamente acima da orelha para a reconstrução de um pavilhão auricular subtotal extorquido
1976	19 anos depois de Radovan ter efectuado a expansão de um retalho de braço.
1982	Radovan realizou um estudo em 68 doentes, no qual foi efectuada a reconstrução da mama após mastectomia, tendo sido utilizado um expansor de tecido temporário
1979 e 1982	Austad e Rose utilizaram o gradiente osmótico de NaCl para obter a expansão dos tecidos sem utilizar injeção.
1988,1989,1991	Os expansores de tecidos utilizados antes dos procedimentos de enxerto ósseo foram referidos por Lew et al. (1988), Wittkampf (1989) e Bahat e Handelsman (1991)
1993	K.G. Weise substituiu a solução de NaCl por hidrogel para ultrapassar a complicação com o balão e a solução hipertónica.

CAPÍTULO:2

MECANISMOS SUBJACENTES À
EXPANSÃO DOS TECIDOS

O aumento da área de superfície do tecido gerado pela expansão varia consoante o tipo de pele expandida e a resistência dos tecidos subjacentes. Embora a origem da pele adicional gerada durante a expansão seja incerta, parece ser causada por quatro factores:

■ Recrutamento de tecido adjacente, que depois é puxado centralmente à medida que o expansor é insuflado.

■ Estiramento agudo e crónico da pele e dos tecidos sobrejacentes, acompanhado de relaxamento por tensão ou "fluência mecânica".

■ Redistribuição da pele expandida localmente

■ A divisão celular, a formação de novo de novos tecidos ("fluência biológica") [34-37]

ALTERAÇÕES HISTOLÓGICAS ASSOCIADAS À
EXPANSÃO DOS TECIDOS

<u>Epiderme</u>

Os estudos histológicos iniciais após a expansão controlada do tecido foram realizados em tecido de cobaia com microscopia de luz e eletrónica de rotina. Ocorrem alterações mínimas na epiderme durante a expansão do tecido. Ao nível do microscópio de luz, a expansão do tecido não parece resultar no adelgaçamento da epiderme. No entanto, são observadas alterações ao nível da microscopia eletrónica. A lâmina basal e as superfícies basais das células epidérmicas basais são mais indilatadas no tecido expandido. O citoplasma das células basais contém feixes maiores de tonofilamentos espalhados pelas células, formando tonofibrilas, do que na pele normal. Os espaços intercelulares em todas as camadas da epiderme estão diminuídos no tecido expandido e medem aproximadamente 50 a 1ooA. Esta redução do espaço intercelular e a ondulação da lâmina basal podem ser o resultado do aumento da atividade mitótica epidérmica durante a expansão do tecido.

De facto, quando a epiderme das cobaias foi estudada com técnicas autoradiográficas, foi demonstrado um aumento da atividade mitótica epidérmica. Este aumento da mitose epidérmica em combinação com a ausência de adelgaçamento epidérmico durante a expansão apoia a noção de um ganho líquido de tecido epidérmico em vez de um simples "empréstimo" de tecido durante a expansão.[36-46]

<u>Derme</u>

Em contraste com a epiderme, ocorrem alterações significativas na derme da cobaia durante a expansão do tecido. A microscopia ótica mostra uma redução acentuada da espessura desta camada. O ritmo desta redução é mais rápido nas primeiras semanas de expansão e, posteriormente, continua a um ritmo mais lento. Além disso, a derme papilar e a derme reticular ficam cheias de feixes espessos de fibras de colagénio. Ao nível da microscopia eletrónica, podem ser observados grandes feixes de fibras de colagénio compactadas que demonstram a periodicidade normal de bandas cruzadas de 640 A. Também estão presentes algumas fibras de colagénio finas, com cerca de 200 a 300 A de largura. Os fibroblastos estão aumentados em número e demonstram retículo endoplasmático rugoso proeminente; isto indica um aumento da atividade metabólica em comparação com a da pele normal. Encontram-se alguns miofibroblastos com núcleos multiplamente recortados nas partes mais profundas da derme em tecido expandido. O citoplasma desses miofibroblastos contém numerosas mitocôndrias, retículo endoplasmático rugoso abundante e microfilamentos longos que se agregam em algumas partes em feixes que demonstram "corpos densos". Materiais semelhantes a lâminas basais também envolvem partes dos miofibroblastos. O tecido elástico torna-se espesso e compacto e forma aglomerados. As estruturas anexas, como as glândulas e os folículos pilosos, mantêm a atividade e são separadas, mas permanecem quantitativamente inalteradas durante a expansão. Os pequenos vasos sanguíneos dérmicos não apresentam alterações. Finalmente, não se observam células inflamatórias dérmicas no tecido expandido. [38-39,42,51]

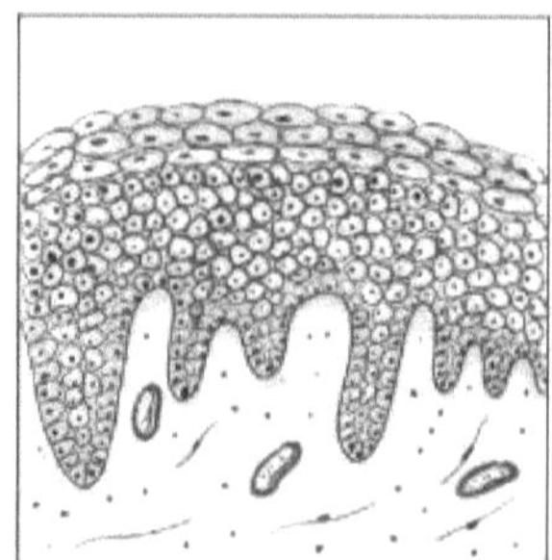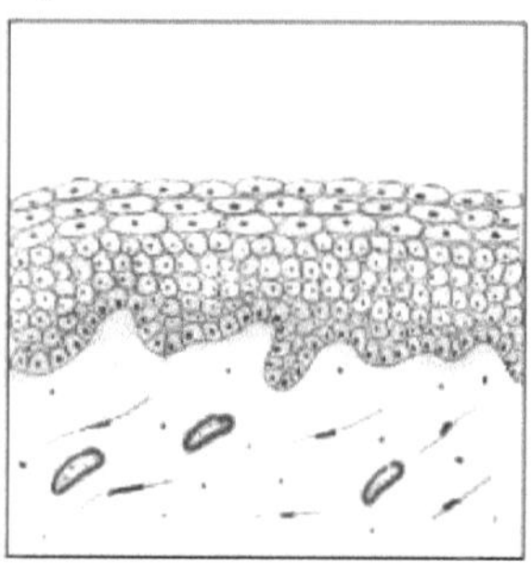

FIGURA 1: (a) pele não expandida (b) pele expandida. As rete pegs tornam-se achatadas quando comparadas com a pele não expandida

Músculo

O músculo sofre uma perda significativa de espessura durante a expansão do tecido, embora não se perca nenhum músculo funcional; portanto, a função é mantida. Na microscopia eletrónica, observam-se grandes quantidades de sarcoplasma em relação às miofibrilhas. Além disso, observa-se também um aumento do tamanho do retículo sarcoplasmático e do número e tamanho das mitocôndrias no músculo em expansão. [51,38]

Gordura

A gordura subcutânea torna-se mais fina devido a uma diminuição das camadas de gordura e do número de células adiposas durante a expansão. No entanto, durante uma expansão cuidadosa, não ocorre necrose da gordura. Parece que o tecido adiposo é o mais intolerante de todos os tecidos à expansão e a perda de gordura é permanente.

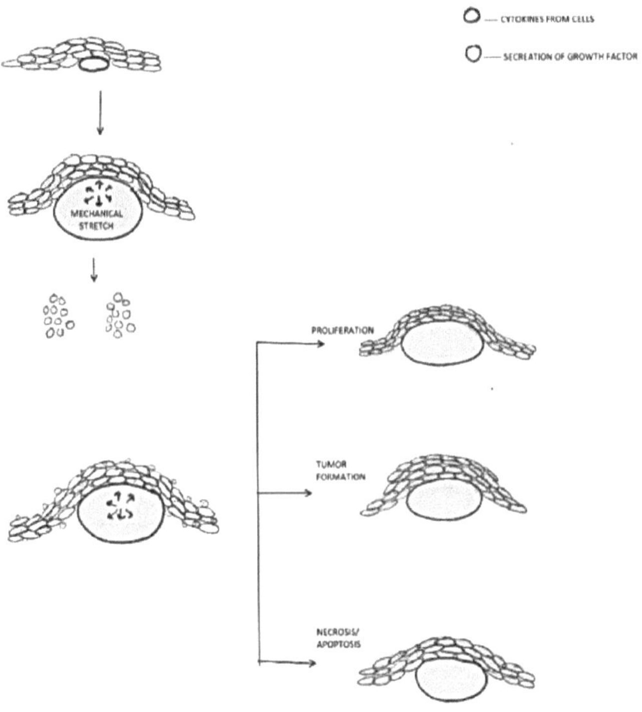

Cápsula

Poucos dias após a implantação de um expansor de tecido, começa a formar-se uma cápsula fibrosa densa. A microscopia eletrónica revela que a cápsula é composta por fibroblastos alongados e, ocasionalmente, por miofibroblastos que se encontram entre feixes espessos de fibras de colagénio orientados paralelamente à superfície do implante. Nestes fibroblastos, encontram-se retículos endoplasmáticos muito activos, grandes e rugosos e cisternae proeminentes, bem como fibras de colagénio intracelulares com uma periodicidade típica. O aumento das fibras de colagénio intracelulares pode dever-se ao aumento simultâneo da síntese e da fagocitose pelos fibroblastos.

O aumento da viabilidade dos retalhos criados por tecido expandido deve-se, em parte, à criação da cápsula fibrosa e à subsequente neovascularização que ocorre na junção da cápsula e do tecido hospedeiro. Alguns dias após a implantação, o número de arteríolas e vénulas na cápsula aumenta. A lâmina basal destes vasos fica significativamente mais espessa e ocorre comunicação com vasos na derme papilar, o que parece ter significado funcional.[37,58]

TABELA:2 Zonas histológicas da cápsula por Pasyk, Austad e Cherry[4,9]	
Interior Zona	Adjacente ao expansor. É composto por filamentos semelhantes a fibrina e camadas de células juntamente com macrófagos.
Central Zona	Adjacente à Zona Interior. É constituída por fibroblastos e miofibroblastos alongados, dispostos paralelamente à superfície do implante.
Transição Zona	Adjacente à Zona Central. Contém feixes soltos de fibras de colagénio.
Zona exterior	A camada mais externa. Contém vasos sanguíneos com fibras de colagénio vagamente distribuídas.

Lee et al. utilizaram a descoberta do aumento do número de fibroblastos contrácteis na cápsula fibrosa e na derme para desenvolver uma técnica para aumentar a taxa e o rendimento da expansão dos tecidos. Squier colocou a hipótese de que os fibroblastos contrácteis surgem como consequência da tensão mecânica, tal como é produzida pela expansão do tecido, e tendem a opor-se à força aplicada pelo expansor de tecido.[48] Lee et al. raciocinaram, portanto, que a expansão poderia ocorrer mais rapidamente com o uso de agentes anticontráteis, como a papaverina ou a citocalasina. De facto, a expansão prosseguiu mais rapidamente nos animais tratados com agentes anticontrácteis do que nos animais de controlo. Histologicamente, a epiderme e a derme não sofreram um afinamento significativo. Este facto sugere uma proliferação e síntese adequadas durante a expansão do tecido. No entanto, a cápsula nos animais experimentais era menos fibrosa, com menos "engaste" de fibroblastos e colagénio do que nos animais de controlo, uma observação que ajuda a explicar o aumento da expansão do tecido numa base celular. Brobmann e Huberll descobriram que expansores de tecido maiores e mais personalizados podiam ser utilizados em vez de vários expansores mais pequenos para obter o mesmo aumento da área de superfície, poupando assim ao doente mais desconforto, trauma e risco de infeção. Nas suas experiências em porcos brancos domésticos, também notaram a mesma diminuição da espessura dérmica e a ausência de diminuição da espessura epidérmica na pele expandida que tinha sido previamente observada em porquinhos-da-índia.[50] Rees et al. relataram um caso de expansão de tecido utilizado para rever um coto de amputação abaixo do joelho com uma úlcera que não cicatrizava. Histologicamente, observaram uma rutura do colagénio dérmico e da rede elástica na derme. Isto resultou num grande aumento da área dos espaços extracelulares entre o colagénio, a elastina e os componentes celulares.[48,49] Tal como em estudos anteriores, foi observado um aumento do número de fibroblastos e uma ausência de células inflamatórias na pele expandida. Johnson et al. observaram o mesmo adelgaçamento dérmico na pele expandida de porcos que tinha sido observado anteriormente. Também notaram um aumento da espessura epidérmica que se tornou insignificante ao longo do tempo. No entanto, os seus métodos diferiam dos anteriormente utilizados, na medida em que a expansão dos tecidos era efectuada durante um período de 6 semanas e, em seguida, os expansores eram deixados no local, sendo os resultados subsequentemente registados em intervalos de 6 semanas. Uma vez que estes expansores fornecem um certo grau de estímulo contínuo, não é possível tirar conclusões relativamente às alterações histológicas a longo prazo após a expansão dos tecidos. No entanto, num estudo histológico subsequente de tecido expandido humano efectuado por Pasyk et al., a epiderme era significativamente mais espessa e a derme e o subcutâneo com tecido adiposo eram significativamente mais finos na pele expandida. Além disso, não foram encontradas diferenças significativas nas espessuras devido ao tempo de expansão, ao volume do expansor, à localização anatómica do expansor ou à idade do doente. No entanto, dois anos após a expansão, Pasyk et al. verificaram que os tecidos expandidos voltaram ao normal no que respeita à espessura da epiderme, derme e tecido subcutâneo.

Por fim, Mustoe et al. estudaram uma expansão tecidular ainda mais rápida durante um período de 2 semanas em cães. Observaram a manutenção da espessura epidérmica, tal como tinha sido relatado em cobaias e seres humanos. No entanto, o aumento da espessura dérmica que observaram após 2 semanas de expansão do tecido está em contradição com os resultados anteriormente registados. Os autores colocam a hipótese de a diferença se dever à utilização de cães, que são biomecanicamente diferentes dos modelos animais anteriormente utilizados.

ALTERAÇÕES FISIOLÓGICAS

A expansão controlada de tecidos foi utilizada clinicamente durante anos antes de serem efectuados estudos experimentais para elucidar as alterações fisiológicas que ocorrem durante a expansão. Muitos destes estudos examinaram as alterações no fluxo sanguíneo, na tensão de oxigénio dos tecidos e na tensão da pele, bem como a relação entre estas alterações e a viabilidade plana.[33,53,69,57-64]

Os primeiros estudos estabeleceram a relação entre o aumento da sobrevivência dos retalhos expandidos e o aumento da vascularização do tecido expandido. O mecanismo real deste aumento da neovascularização na junção da cápsula e do tecido hospedeiro é desconhecido, mas os estudos de Barnhill e Ryan[65] podem fornecer algumas respostas. Ocorreu um crescimento de novos vasos na membrana corioalantóica de embriões de galinha sujeita a uma tensão mecânica[53] ; esta tensão foi postulada como um estímulo para a angiogénese. Por conseguinte, a tensão mecânica exercida por um expansor de tecido pode explicar o aumento da vascularização e, consequentemente, o aumento da viabilidade do tecido expandido. Sasaki e Pang[59] mostraram uma relação estreita entre o aumento do fluxo sanguíneo capilar e o aumento da viabilidade do retalho cutâneo, tanto em retalhos cutâneos tardios como em retalhos construídos em bolsas de pele com expansores insuflados ou não insuflados. Concluíram que a viabilidade do retalho e o fluxo sanguíneo capilar em retalhos cutâneos expandidos não foram comprometidos devido à expansão. Cherry et al.[45] observaram que os retalhos expandidos, para além da sua área de superfície aumentada, têm uma taxa de sobrevivência aumentada de 117% em relação aos retalhos de controlo, em comparação com os retalhos retardados, que têm uma taxa de sobrevivência aumentada de 73% em relação aos retalhos de controlo. Marks et al.[60,61] também demonstraram que os retalhos expandidos sobrevivem mais tempo do que os retalhos não expandidos. Os seus estudos foram diferentes dos estudos anteriores, na medida em que expandiram os retalhos diariamente durante cinco dias consecutivos e descobriram que podiam alcançar os mesmos resultados que anteriormente demoravam 5 a 6 semanas[52,60] . Também conseguiram demonstrar algumas alterações fisiológicas importantes durante esta rápida expansão, incluindo alterações na tensão da pele, na tensão do oxigénio nos tecidos e no fluxo sanguíneo capilar. A tensão da pele que se desenvolve à medida que o tecido é expandido regressa praticamente ao normal no espaço de 24 horas. Por conseguinte, esta rápida acomodação atesta as propriedades elásticas da pele que permitem uma expansão rápida numa base diária. Além disso, durante esta rápida expansão, a tensão de oxigénio nos tecidos diminuiu inicialmente, uma vez que os vasos nutritivos musculocutâneos foram cortados durante a criação da bolsa do expansor. A tensão de oxigénio nos tecidos diminuiu ainda mais após a expansão, mas depois regressou aos níveis fisiológicos para que a expansão pudesse continuar diariamente. Concluiu-se que a pele de suíno podia tolerar uma expansão rápida e, além disso, observou-se o benefício adicional de uma maior duração da sobrevivência do retalho. Posteriormente, Marks et al. demonstraram que o aumento da duração da sobrevivência dos retalhos rapidamente expandidos estava correlacionado com um aumento do fluxo sanguíneo capilar. Durante a expansão, ocorre alguma diminuição do fluxo sanguíneo, mas após a expansão ocorre um aumento do fluxo sanguíneo. Estudos anteriores atribuíram o aumento do fluxo sanguíneo à angiogénese, tal como descrito anteriormente. No entanto, neste estudo, houve pouco tempo para a angiogénese ocorrer diariamente, embora possa ter ocorrido algum novo crescimento capilar no final de uma semana de expansão. No entanto, a rápida recuperação da tensão de oxigénio nos tecidos e o aumento do fluxo sanguíneo capilar após a expansão podem ser explicados, pelo menos em parte, pela vasodilatação e redistribuição do fluxo sanguíneo. Knighton et al.[62] demonstraram que um gradiente de hipóxia é um estímulo para a angiogénese, que postulam poder dever-se a uma libertação de factores de crescimento angiogénicos. Young fez observações semelhantes e sugeriu que a isquemia é um estímulo significativo da angiogénese. Assim, as tensões fisiológicas, incluindo a hipóxia e a tensão mecânica nas células endoteliais, causam o aumento do fluxo sanguíneo capilar e o aumento da duração da sobrevivência dos retalhos expandidos. Finalmente, Goding et al.[64] mostraram diminuição do fluxo sanguíneo capilar durante a insuflação do expansor de tecido e aumento do fluxo sanguíneo logo após a desinsuflação do expansor. Isso é consistente com o achado de Marks et al. de que o fluxo sanguíneo diminui simultaneamente com a tensão gerada durante a expansão. No entanto, Goding et al. concluíram que o aumento temporário do fluxo sanguíneo que ocorre logo após a deflação se deve à diminuição da tensão e não à neovascularização. Isso contradiz estudos anteriores que documentaram a neovascularização. Além disso, o fluxo sanguíneo 6 dias após a deflação do expansor era consideravelmente menor do que nos controlos. Por conseguinte, a expansão dos tecidos neste estudo teve um efeito negativo no fluxo sanguíneo.

TABELA:3 ALTERAÇÕES FISIOLÓGICAS ASSOCIADAS A TE	
Aumento da área de superfície	De acordo com as propriedades biomecânicas, permite o estiramento dos tecidos para aumentar a área de superfície do retalho expandido. No entanto, pelo menos uma parte da área de superfície aumentada do tecido expandido é constituída por tecido recém-formado. Além disso, foi demonstrado que o grau de aumento da área de superfície é influenciado principalmente pela forma e pelo tamanho do expansor de tecido.
Alterações bioquímicas	Uma reflexão posterior de Johnson et al. incluiu uma estimativa quantitativa da substância do colagénio. Ilustraram que a espessura do colagénio permaneceu inalterada durante a extensão, o que corresponde a
	substância de colagénio calculada dentro de uma estrutura quadrada alargada.
Alterações biomecânicas	As alterações biomecânicas são medidas em termos de tensão, deformação, elasticidade, fluência e relaxamento da tensão. A tensão (carga) pode ser definida como a força aplicada à secção transversal e a deformação pode ser definida como a alteração do comprimento em relação ao comprimento original. A relação carga/comprimento é então designada por curva tensão-deformação. Durante a fase de carga inicial, o material deforma-se proporcionalmente à tensão, expressa como uma relação linear entre a tensão e a

<table>
<tr>
<td></td>
<td>deformação. Mustae et al. compararam estas propriedades da pele com uma expansão rápida após 2 semanas e uma expansão mais geral após 6 semanas. Avaliaram a elasticidade da pele, a fluência, a tensão/relaxamento, a resistência e a energia global e não encontraram diferenças significativas entre os dois grupos. Concluíram que o aumento da taxa de crescimento dos tecidos durante um período de 2 semanas não é prejudicial. Estes resultados realçam o potencial para alterações clínicas avançadas nos procedimentos de expansão dos tecidos.</td>
</tr>
</table>

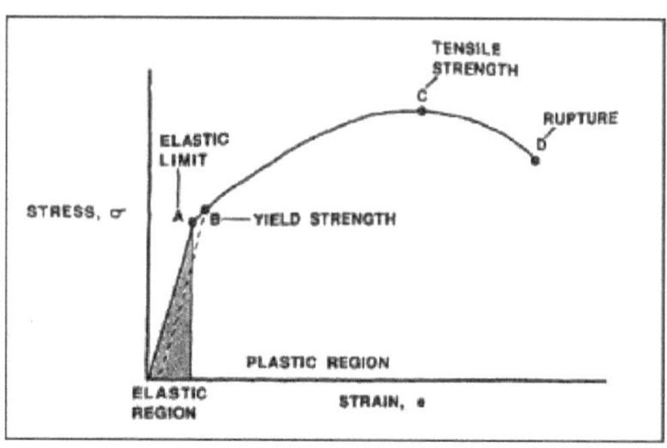

FIGURA: 2 RELAÇÃO TENSÃO-ESFORÇO[6] Um material carregado com tensão para além do ponto A não regressará completamente à sua forma original quando a tensão for retirada. O ponto A representa o limite elástico. O carregamento para além do ponto A produz uma deformação permanente; esta região da curva é a região plástica. Quando a tensão é removida, a parte elástica recupera ao longo de uma linha paralela à inclinação original, deixando a deformação permanente. O limite do comportamento elástico utilizável é assim definido como ponto B, a tensão de cedência. À medida que a carga é continuada na região plástica, o aumento da tensão produz um aumento da deformação, mas não num ponto de forma linear. O espécime alonga-se com a aplicação contínua da carga até ser atingido o ponto em que o espécime é incapaz de se adaptar o suficiente para continuar a suportar a carga. Depois de a carga máxima ser excedida, o espécime alonga-se rapidamente e ocorre a rutura. Obviamente, na expansão do tecido, o cirurgião procura maximizar a tensão para produzir a maior deformação que pode ser tolerada pela pele. Assim, a região desta curva BC deve ser utilizada de forma optimizada, mas a carga não deve exceder a resistência à tração da pele ou o tecido deslizará para a parte da curva CD que conduz à rutura.

A pele pode ser esticada pela sua extensibilidade inerente, por fluência mecânica e por fluência biológica.[66,67] A extensibilidade inerente da pele pode ser determinada com exatidão in vivo e in vitro, mas a sua utilidade para o cirurgião é muitas vezes aproximada levantando a pele entre o polegar e o dedo. A extensibilidade inerente da pele permite o encerramento primário após a excisão de pequenas lesões.

A fluência mecânica ocorre quando a pele é esticada com uma força constante. Isto resulta na extrusão de fluido tecidular dos interstícios da rede de colagénio e no estiramento da pele para além da sua extensibilidade inerente. O estiramento conseguido durante a fluência mecânica não se retrai e o fornecimento de sangue não é aparentemente perturbado. Um corolário da fluência mecânica é o relaxamento da tensão. Isto ocorre quando a pele é esticada durante uma determinada distância e mantida constante; consequentemente, a força necessária para manter a pele esticada diminui gradualmente.[36,66-68]

Por fim, a fluência biológica é a expansão lenta que ocorre na gravidez, na obesidade ou na expansão do tecido caudal. Não se trata apenas de estiramento e adelgaçamento do tecido, uma vez que ocorre a formação de novo epitélio, colagénio e fibras elásticas e neovascularização. Dependendo da duração da expansão, ocorrem quantidades variáveis de fluência mecânica e biológica. Bartell e Mustoe utilizaram as propriedades biomecânicas da pele para determinar o melhor modelo animal para estudos de expansão tecidular. Avaliaram a pele do rato, do porco, da cobaia e do cão e concluíram que a pele do cão era biomecanicamente mais próxima da pele humana. Observaram que a pele dos roedores era esticada muito mais facilmente do que a pele humana e que a pele dos porcos era mais inelástica. Mustae et al. compararam as propriedades biomecânicas da pele expandida rapidamente em 2 semanas com uma expansão mais convencional em 6 semanas. Avaliaram a elasticidade, a fluência, a tensão/relaxamento, a resistência à rutura e a energia total da pele e não encontraram diferenças significativas entre os dois grupos. Concluíram que a aceleração da expansão do tecido durante um período de 2 semanas não era prejudicial; estes resultados sublinham o potencial para mais melhorias clínicas na técnica de expansão do tecido.

CAPÍTULO-3

TIPOS DE EXPANSORES DE TECIDOS[29]

Materiais utilizados no expansor de tecidos Os materiais que são amplamente utilizados como expansores de tecidos em medicina dentária são o expansor de silicone, o expansor de hidrogel, a hidroxiapatite e o quitosano.

A hidroxiapatite e o quitosano são expansores de tecidos duros, enquanto o silicone e o hidrogel são expansores de tecidos moles.

TABELA:4 TIPOS DE EXPANSORES DE TECIDOS		
Hidroxiapatite	Balão de silicone Expansor	Expansor de hidrogel
Facilmente esculpido e moldado. Mecânica adequada propriedades para suportar um dentadura. Biocompatível e estável. Ligação firme com ossos e tecidos moles. Cicatrização de tecidos moles pós-implante exposição. Resistência a infeção. Nenhum efeito adverso sobre o osso adjacente. Hidroxiapatites extremamente biocompatível no osso e nos tecidos moles, e não inicia qualquer	Suave e fácil de adaptar os tecidos subjacentes. Suave, por vezes difícil de colocar no bolso do lenço de papel. A expansão atrasada pode ocorrem por vezes lugar após a colocação de o expansor. Portas de enchimento presentes. Porta de enchimento presente A velocidade de expansão pode ser tratado no enchimento momentos pelo cirurgião como seu manual inflação. O volume final pode ser tratados pelo enchimento. Fuga do expansor presente.	Difícil em termos de consistência, não adaptável ao tecidos subjacentes. Duro, fácil de empurrar no seu bolso. Expansão imediata, começa logo que o corpo os fluidos tocam o hidrogel. Sem porta de enchimento. Sem enchimento periódico momento. Velocidade de expansão não pode ser influenciado pelo cirurgião. Volume final pré definido. Fuga do expansor impossível.
reação de corpo estranho no hospedeiro.		

Expansor de hidrogel[77]

Antes do expansor de hidrogel, utilizava-se o expansor convencional, que foi introduzido por NEUMAN em 1957. O corpo do expansor é coberto com um elastómero de silicone e uma porta de injeção foi fixada ao corpo para injeção em série. Embora o expansor convencional tenha apresentado alguns resultados positivos, foi sempre acompanhado de algum desconforto para os doentes, como o aumento da frequência das visitas ao hospital, a perfuração do expansor e o custo do tratamento.

A desvantagem acima mencionada do expansor convencional levou ao aparecimento de um novo expansor auto-insuflável pela WEISE no ano de 1993, que era constituído por um copolímero de metacrilato de metilo e n-vinil-pirrol; este componente polimérico tornou o expansor insolúvel em solução aquosa4. É designado por "hidrogel" porque tem uma boa afinidade com a água e forma géis com ela e o nome não está relacionado com qualquer formulação química. É constituído por copolímeros de hidrogel reticulados de xerogel" 11 O hidrogel tem 2 componentes, o polímero e o componente aquoso. O componente polimérico mantém-se constante e o componente aquoso varia e os expansores auto-inflamam-se através do processo osmótico.

Fases no expansor de hidrogénio[77]

FASE 1 ("Interruptor de tempo"): Nesta fase, verifica-se normalmente um atraso na expansão do expansor, imediatamente após a colocação. Esta fase dura até 2 semanas após a implantação.

FASE 2: É a fase de expansão, o expansor começa gradualmente a expandir-se, o que é cuidadosamente controlado pela reação do polímero e também ajuda a evitar a inibição de inchaços indesejados.

FASE 3: Nesta fase, a conclusão do inchaço é significativa, o hidrogel torna-se inerte e é removido.

Classificação dos expansores

Expansores padrão[77]

O volume de expansão varia de 50cc a 1000cc. Estes expansores são fabricados em formas pré-determinadas que incluem formas como,

1. Cilíndrico
2. Retangular
3. Crescente
4. Cúpula

Os expansores de tecido em forma de cúpula e cilíndricos são utilizados para a expansão de tecidos moles em medicina dentária, enquanto os circulares e rectangulares são utilizados em procedimentos de reconstrução mamária e cicatricial.

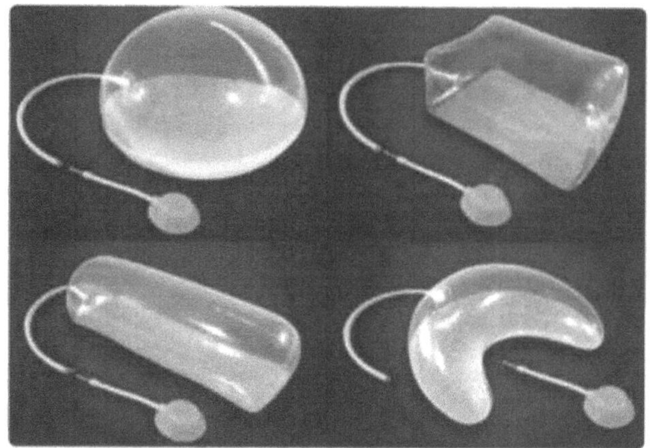

FIGURA 4(a) : TIPOS DE EXPANSORES DE TECIDOS

Expansor de cúpula: Utilizado para regiões completamente desdentadas.

Expansor Cilíndrico: Utilizado quando faltam um ou dois dentes num quadrante, arcada desdentada e região frontal da mandíbula.

Expansor de tecidos personalizado[77]

Como o nome indica, é feito com medidas específicas do defeito para um doente individual, normalmente indicado em doentes com anomalias congénitas, traumatismos, alopécia, queimaduras e deformações vasculares.

Expansor diferencial[77]

O expansor diferencial é utilizado principalmente por razões estéticas, em que o expansor é utilizado para expandir uma área do corpo em comparação com outra área do corpo. A principal vantagem do expansor é o facto de a espessura e a elasticidade do expansor poderem ser ajustadas e é indicado em cirurgias plásticas como as cirurgias de reconstrução da orelha, da mama e do nariz.

Expansor anatómico[77]

Os expansores anatómicos são utilizados principalmente no campo das reconstruções mamárias para produzir uma forma e proporções mamárias idênticas. Após a expansão da pele, o envelope é expandido até ao tamanho desejado e o expansor é substituído pelo implante. É indicado para casos como hipoplasia e defeitos de tecido, cirurgia de revisão de cicatrizes e reconstrução da mama.

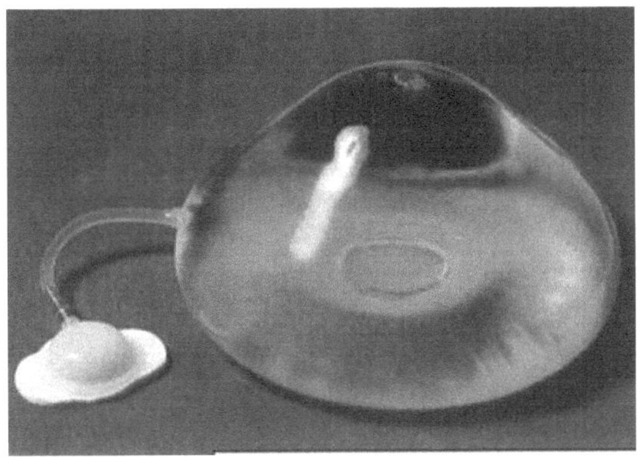

Denominações comerciais do expansor de tecidos[77]

Expansor de tecidos auto-inflável Osmed

Expansor de tecido Mentor

Expansor de tecido da marca Cui

CAPÍTULO-4

PLANEAMENTO DA EXPANSÃO DE TECIDOS

É importante que o doente esteja psicologicamente estável, pois tem de aceitar a desfiguração estética temporária causada pelo balão expandido. O doente deve ser esclarecido antecipadamente sobre este aspeto e estar disposto a passar por todo o processo. Um tecido de boa qualidade e bem vascularizado na zona dadora, isento de qualquer infeção ou contaminação bacteriana, é um pré-requisito, uma vez que o balão provoca forças de expansão dinâmicas contínuas nos tecidos durante o período de utilização. Sendo um corpo estranho colocado sob a pele, a presença de qualquer contaminação bacteriana predispõe a riscos de infeção e extrusão do expansor.[13]

Seleção do tamanho, forma e volume: Existem vários métodos defendidos para selecionar o tamanho, a forma e o volume corretos do expansor de tecidos a utilizar em qualquer caso particular. Isto está relacionado com o

(1) dimensão do defeito,

(2) tamanho e localização da área doadora disponível e (3) avanço esperado de um retalho hemisférico em cúpula.

ESCOLHER O TAMANHO, A FORMA E O NÚMERO DE EXPANSORES

A escolha da forma e tamanho do expansor baseia-se na localização, tamanho e forma da área a reconstruir e no tecido disponível para expansão. Embora tenham sido propostos muitos modelos matemáticos e in vitro complexos para prever o tamanho do expansor necessário para produzir a quantidade necessária de tecido novo, na prática, o tamanho do expansor é escolhido empiricamente, baseando-se a maioria dos cirurgiões em regras geométricas simples. As dimensões da base são um guia mais útil do que o volume na escolha de um expansor, uma vez que a maioria dos expansores pode ser sobre-inflacionada até muitas vezes o seu volume nominal antes de ocorrer uma falha do implante.[78,79]

Joss et al. determinaram que, independentemente da sua forma, um expansor com o dobro da largura do defeito a cobrir produziria tecido suficiente para cobrir tanto a zona dadora como o defeito. Para uma margem de segurança adicional, recomenda-se que os expansores tenham duas vezes e meia a três vezes o tamanho do defeito a ser reconstruído. A nossa única recomendação é que o expansor escolhido tenha uma dimensão superior à do defeito. A geometria do expansor e sua posição em relação ao defeito também devem ser _{cuidadosamente} selecionadas [50,70,80,82,]

Podem ser necessários um ou vários expansores, consoante o tamanho, a forma e a localização do defeito. Para defeitos grandes, podem ser utilizados vários expansores pequenos ou um único expansor grande. Os expansores múltiplos minimizam a deformidade visível durante a expansão e permitem um desenvolvimento mais rápido de tecido suficiente para a reconstrução. No entanto, estudos experimentais favorecem a utilização preferencial de um um expansor único, construído por medida. Em alternativa, pode ser utilizada uma expansão faseada (em série). Esta é uma técnica em que o mesmo expansor ou um expansor maior é deixado in situ após a correção parcial de um grande defeito e utilizado para expandir os mesmos retalhos cutâneos depois de as feridas estarem completamente cicatrizadas.[83,84]

Radovan, bem como Morgan e Edgerton, sugeriram que a base do expansor deve ser do mesmo tamanho que o defeito a ser fechado. Assim, uma duplicação da superfície da cúpula permitiria, teoricamente, a cobertura do defeito e da zona dadora. Gibney recomenda que a base do expansor deve ter pelo menos 2,5-3 vezes a largura do defeito. van Rappard *et al.* estudaram o aumento da área de superfície de vários expansores de diferentes tamanhos e formas. Recomendaram que, quando se utiliza um expansor retangular ou em forma de meia-lua, o tamanho adequado é aquele em que a área de superfície da base do expansor é 2,5 vezes maior do que o defeito a fechar. No caso dos expansores redondos, o diâmetro da base do expansor, e não a área da base, deve ser 2,5 vezes maior do que o defeito. Outro método de seleção de um expansor baseia-se na circunferência da parte do balão do expansor. O expansor deve ter um volume suficiente para que a circunferência apical da cúpula de pele que cobre o expansor totalmente insuflado seja duas a três vezes a largura do defeito.

Manders *et al.* simplificou - ele recomenda que seja usado o maior expansor possível que caiba no local doador. Desta forma, mesmo que o expansor escolhido crie pele em excesso, a sutura do retalho de tecido expandido sem tensão manterá o alargamento da cicatriz pós-operatória a um nível mínimo. Esta lógica tem as suas raízes no fenómeno do "estiramento do tecido", que é a capacidade do tecido expandido/tecido esticado durante um longo período de tempo para se contrair imediatamente após o alívio da tensão ou para encurtar lentamente ao longo do tempo. Isto pode resultar numa cicatriz alargada e esticada, na distorção secundária de uma estrutura móvel adjacente ou na hipertrofia da cicatriz. Qualquer que seja a forma do expansor, circular/retangular/crescente, o resultado é, finalmente, um retalho hemisférico mais ou menos abobadado. van Rappard *et al.* estimaram que a utilização de um expansor retangular proporciona a área de superfície mais eficaz quando comparado com o redondo ou crescente. Os expansores rectangulares ganham 38% em área de tecido do aumento de superfície calculado do expansor, enquanto os expansores redondos ganham 25% e os expansores crescentes ganham 32% do aumento de superfície calculado. Outra abordagem para maximizar os benefícios da expansão é utilizar mais do que um expansor adjacente ao defeito, possivelmente em ambos os lados do mesmo. Isto permite a divisão da quantidade de expansão necessária para um determinado defeito entre os dois expansores, assegurando tecido suficiente para cobertura se um local doador for inadequado e também diminui a duração da expansão. Se, por outro lado, não for possível acomodar mais do que um expansor à volta do defeito, então é necessário planear fazer o máximo possível na primeira expansão, tratar o máximo possível do defeito nesse episódio e, em seguida, fazer uma reexpansão no mesmo local novamente 6 meses mais tarde para completar a tarefa.

CAIXA: 1

VANTAGENS DA EXPANSÃO DE TECIDOS [12]

1.   É possível obter uma excelente correspondência de tecidos, ou seja, cor, textura, espessura, toque e caraterísticas de suporte do pelo.

2.   A incidência de doença na instalação do dador é limitada porque o encerramento inicial é frequentemente possível
3.   As feridas maiores podem ser fechadas sem a utilização de um retalho local
4.   A excelente vascularização aumenta a viabilidade do retalho
5.   Rentabilidade
6.   O processo de expansão pode ser repetido.
7.   Evitar novas cicatrizes associadas a retalhos cutâneos progressivos
8.   Não há incapacidade funcional devido à transferência muscular como o retalho miocutâneo.
9.   Aplicável mesmo em crianças em que as tampas maiores podem não ser viáveis

CAIXA:2

DESVANTAGENS DA EXPANSÃO DE TECIDOS[12]

1.   O prazo de conclusão prolongado pode ir até 6-12 semanas.

2.   O tratamento em várias fases requer pelo menos duas operações
3.   Várias consultas externas
4.   Alteração dramática do contorno do corpo durante a expansão

5.   Desconforto para o doente devido ao abaulamento e à pressão do expansor nos tecidos
6.   Aspeto estranho

CAIXA:3

INDICAÇÕES PARA A UTILIZAÇÃO DE EXPANSORES DE TECIDOS

Em medicina

Reconstrução de uma cicatriz traumática na região estética do rosto
Reconstrução de defeitos na área da cabeça e do pescoço
Procedimento de aumento do peito após mastectomia
Queimaduras
Anoftalmia congénita

Imunoterapia e vacinação
Aplicações cardíacas
Aplicações de cicatrização de feridas
<u>Em Medicina Dentária</u>
Procedimento de enxerto de onlay.
Aumento de pontes edêntulas reabsorvidas.
Em procedimentos de correção de fendas craniofaciais.
Correção de deficiências do rebordo alveolar.
Para colocação de implante dentário

CAIXA:4

CONTRA-INDICAÇÕES PARA A UTILIZAÇÃO DA EXPANSÃO DE TECIDOS

- Qualquer infeção ativa ou abcesso.
- Má vascularização do tecido na área onde o implante vai ser utilizado.
- Outras condições que provoquem tensões anormais no local da expansão ou tecidos inadequados ou impróprios.
- Um historial de comprometimento da cicatrização de feridas e do sistema imunitário.

- Uma história de sensibilidade a materiais estranhos.
- Tecido inadequado devido a danos provocados pela radiação.

- Qualquer anomalia anatómica ou fisiológica que possa conduzir a complicações pós-operatórias significativas.
- Não querer submeter-se a uma nova cirurgia de revisão.

- Instabilidade psicológica, como uma atitude ou motivação inadequadas, ou uma falta de compreensão dos riscos envolvidos no procedimento cirúrgico e no expansor.
- Não permitir que os dispositivos entrem em contacto com Betadine

CAPÍTULO-5

APLICAÇÃO DO EXPANSOR DE TECIDOS

SCALP

A reconstrução do couro cabeludo através da expansão de tecidos tem três indicações gerais: nevos congénitos de grandes dimensões, alopécia de cicatrizes e enxertos de pele e como adjuvante da reconstrução craniofacial. Apesar dos pensamentos anteriores de que a expansão pode afetar a morfologia da abóbada craniana, o exame de tomografia computadorizada de mais de 20 crianças no início da minha prática clínica não encontrou distorção ou efeitos adversos nas suturas cranianas. Ocorre uma moldagem temporária do crânio, mas que se auto-corrige dentro de 3 a 4 meses. Para nevos gigantes, os expansores são colocados em série, com um expansor maior colocado após cada fase para distribuir as forças expansivas uniformemente sobre os folículos pilosos. Como demonstrado em estudos anteriores, a expansão do tecido em si não induz a proliferação de folículos pilosos, mas pode duplicar o tamanho do couro cabeludo sem alopécia evidente. Para a colocação do expansor, a dissecção da bolsa é efectuada num plano subgaleal, mas mantendo-se acima do periósteo. Os retalhos são desenhados tendo em consideração as principais artérias do couro cabeludo (artérias temporais superficiais, pós-auriculares e occipitais, e contribuições dos vasos supra-orbitais). Por fim, a colocação do porto na região pré-auricular produz a menor migração. A seguir à mama, o couro cabeludo é a região mais frequentemente expandida e a área com a qual a maioria dos cirurgiões está familiarizada. A capacidade de reconstruir áreas de alopecia cicatricial, ressecar e reconstruir grandes lesões do couro cabeludo e substituir o defeito por couro cabeludo com cabelo torna-o a opção reconstrutiva de eleição para muitos casos.

CABEÇA

A reconstrução da testa com retalho expandido é um dos casos mais difíceis, devido à sua potencial morbilidade e desfiguração de outras estruturas faciais superiores (por exemplo, a sobrancelha). É preciso respeitar as subunidades estéticas para evitar complicações tardias. A revisão retrospetiva dos nossos dados clínicos revelou uma taxa de complicações estéticas de 24% na expansão do tecido da testa, incluindo assimetria da sobrancelha, ptose da sobrancelha, alteração da direção do cabelo e assimetria da linha anterior do cabelo. Ao longo dos anos, foram desenvolvidos alguns princípios orientadores para minimizar estas complicações tardias: (a) a expansão bilateral do tecido normal da testa é frequentemente bem sucedida para lesões do meio da testa; (b) A expansão em série da testa é frequentemente necessária para os nevos hemi-frontais;

(c) Os nevos supra-orbitais e temporais são tratados com uma transposição de pele normal expandida medialmente ao nevo;

(d) com um envolvimento mínimo da região temporal, a pele expandida parietal pode ser avançada para reconstituir a linha do cabelo; e

(e) nos casos de elevação da testa, a testa anómala pode ser reposta na sua posição pré-operatória através da interposição de pele da testa não portadora de pêlos.

ROSTO E PESCOÇO

Para obter um resultado estético e funcional ótimo nas regiões facial e cervical, é necessário aderir a um princípio de subunidade. Este princípio dita a colocação do expansor e as incisões do retalho, de modo a que as cicatrizes do resultado final fiquem escondidas nas dobras naturais (por exemplo, sulco nasolabial). Tal como a tensão indevida na estrutura facial superior (por exemplo, a sobrancelha e a pálpebra) pode causar problemas, a tensão na face inferior leva à queda do lábio inferior e à incompetência oral. O avanço dos retalhos cutâneos cervicais cefálicos para o ângulo cérvico-mandibular acarreta um risco acrescido de complicações tardias. Neale e colaboradores relatam uma taxa de 10% de ectrópio da pálpebra inferior e uma taxa de deformidade do lábio inferior superior a 10% neste contexto. O uso crescente de retalhos de transposição e rotação expandidos a partir da bochecha lateral ou da área do pescoço/posterior minimiza o risco destes problemas. Recomenda-se um desenho judicioso do retalho, a utilização de próteses múltiplas e a sobre-expansão para minimizar ainda mais estas complicações.

A expansão é também extremamente útil para aumentar as zonas dadoras de enxertos de pele de espessura total, o que praticamente elimina o tamanho do enxerto como limitação. A pré-expansão das zonas dadoras permite a colheita de enxertos de pele de espessura total de maiores dimensões para o recobrimento da área periorbital e perioral, bem como para cobrir unidades estéticas completas da bochecha ou da testa quando o tecido do retalho regional não está disponível. Uma parte da expansão permite o tecido do enxerto e a restante permite o encerramento primário da zona dadora. O pescoço acima da clavícula é o local dador ideal para enxertos no rosto devido à excelente correspondência de cor e textura. Quando expandidos, estes enxertos expandidos de espessura total têm as mesmas caraterísticas dos seus homólogos não expandidos no que diz respeito à durabilidade, textura, contração mínima e crescimento.

Reconstrução de cicatriz do lábio superior com retalho de avanço de expansor de tecido

O implante de expansor de tecido no controlo bilateral foi realizado antes da reparação da forma do lábio e da cicatriz. A segunda operação foi efectuada 3 meses mais tarde. Para remover a cicatriz, toda a pele do lábio superior foi ressecada acima do músculo e o músculo orbicularis oris também foi libertado. Foi utilizado um retalho de avanço expansor de tecido bilateral para obter uma pele sem cicatriz em ambos os lados. Cada lado do retalho encontrava-se estreitamente no meio. Desta forma, a cicatriz do lábio superior foi ressecada acima do músculo orbicularis oris. O lábio foi reparado através de um retalho de bochecha de dois lados em forma de retângulo. A reparação secundária foi planeada 1 ano mais tarde. Para remover a cicatriz extensa do lábio inferior, foi aplicado um enxerto de pele de reconstrução de espessura total de unidade estética.

Curso pós-operatório

O efeito pós-operatório foi bom, pois os lábios ficaram muito simétricos e a cor e a textura dos lábios tornaram-se semelhantes aos de pessoas de aparência normal.[76]

TRONCO

Para além da sua utilidade óbvia no tratamento de deformidades e defeitos da mama, a expansão de tecidos tem múltiplas aplicações no tronco para o tratamento de nevos gigantes, malformações vasculares e defeitos de contorno. Não inesperadamente, o abdómen inferior é talvez o local mais facilmente expandido, e pode ser usado para excisão de lesões adjacentes, como tecido dador para transferência livre de tecido expandido (retalhos musculocutâneos do reto abdominal transverso expandido [TRAM] em que a expansão é realizada para ajudar no encerramento do local dador), e como local dador para enxertos grandes, expandidos e de espessura total. A expansão no tronco anterior é limitada em crianças pela necessidade de evitar a potencial distorção das mamas. A expansão no tronco posterior é a modalidade de escolha para o tratamento de muitos nevos gigantes das costas e da área das nádegas. Quer se avance a pele caudalmente ou cefalicamente, a expansão em série é frequentemente necessária para a excisão de lesões extensas. A expansão pode começar logo aos 6 meses de idade para o tratamento de nevos gigantes em crianças, sendo claramente mais fácil nos primeiros anos do que mais tarde. A parte inferior das costas pode ser expandida para desenvolver grandes retalhos de transposição para cobertura das nádegas e a parte inferior do abdómen pode ser expandida para criar retalhos semelhantes para cobertura da parte anterior da coxa. Mais uma vez, a utilização de grandes retalhos de transposição expandidos permitiu a excisão e reconstrução de nevos gigantes com menos procedimentos e um posicionamento mais estético e funcional das cicatrizes finais.

PEITO

Os expansores e os implantes expansíveis encontraram papéis na cirurgia mamária, na reconstrução pós-mastectomia e na habilitação de anomalias congénitas.

<u>Reconstrução pós-mastectomia</u>

Embora a reconstrução com tecidos autólogos goze de grande destaque na reconstrução mamária pós-mastectomia, a reconstrução com implantes expansores continua a ser efectuada e apresenta algumas vantagens. A relativa facilidade e rapidez da colocação do expansor subpeitoral aquando da mastectomia não passou despercebida aos cirurgiões gerais que, na última década, relataram a realização de reconstruções na sua literatura. A troca do implante por uma prótese definitiva pode ser combinada com a reconstrução do complexo aréolo-mamilar e procedimentos de equilíbrio na mama oposta. Toda a morbidade do local doador é eliminada. Losken et al. confirmaram estes benefícios no seu relatório retrospetivo que analisa o número de cirurgias necessárias para reconstruir completamente a mama. Relatam que, nas reconstruções com implantes expansores, são necessários menos procedimentos secundários do que nas reconstruções com TRAM. Os expansores têm sido utilizados como espaçadores durante a reconstrução mamária "primária retardada". Um expansor é colocado no momento da mastectomia para preservar o envelope cutâneo enquanto se aguarda o retorno das secções permanentes. Se não for indicada radiação pós-mastectomia, a reconstrução planeada (autóloga ou com implante expansor) é concluída rapidamente. Se a radioterapia se seguir, o expansor mantém o envelope cutâneo original até que uma reconstrução tardia possa ser efectuada. Teoricamente, esta estratégia melhora o resultado da reconstrução tardia, preservando o envelope cutâneo e reduzindo o número de procedimentos secundários que se seguiriam após a radiação de uma reconstrução autóloga. Os riscos da reconstrução da mama com implantes expansores são semelhantes aos da utilização de expansores noutras partes do corpo. Para diminuir o risco de exposição do expansor e de formação da cápsula definitiva do implante, o expansor é geralmente colocado por baixo do músculo peitoral. Porções do músculo reto abdominal e do músculo serrátil anterior são recrutadas para cobrir completamente o implante. Esta manobra também melhora a qualidade tátil da reconstrução ao colocar um envelope de tecido mole mais espesso à volta do implante. A contratura capsular pode ser um problema difícil para os doentes que necessitam de radiação.

EXTREMIDADES

Classicamente, a extremidade, como local anatómico, é vista como um dador desfavorável para um retalho expandido. A taxa de complicações no membro foi significativamente mais elevada do que nos locais sem membro

(47% versus 23%) num estudo (14). Casanova et al. encontraram uma taxa global de complicações de 19,4% na sua revisão retrospetiva de 10 anos de mais de 200 casos, incluindo uma taxa de complicações major de 15,5% e uma taxa de insucesso de 4,9% (3,4). Apesar destes relatos preocupantes, a expansão no membro inferior é viável, tendo em conta que as incisões remotas conduzem a taxas mais baixas de infeção, extrusão e insucesso do retalho. Feridas instáveis e infectadas são contra-indicações relativas à expansão tecidual na extremidade. Os retalhos livres expandidos (TRAM, escapular) são também opções poderosas para a reconstrução de grandes defeitos nas extremidades inferiores Um algoritmo útil para defeitos complexos foi concebido para a reconstrução do membro superior. Com base na nossa experiência, a correspondência bem sucedida do contorno e da cor da extremidade superior resulta da abordagem em terços (braço proximal ao cotovelo; antebraço médio; e as mãos, espaços web e dedos), e do facto de a lesão ser ou não circunferencial. Para defeitos proximais não circunferenciais, os retalhos de transposição expandidos das costas ou do ombro servem bem o objetivo. Se a lesão for grande e circunferencial, cobrindo a maior parte do braço proximal, os retalhos TRAM livres expandidos são os meios de escolha. Distalmente, para lesões grandes e circunferenciais do antebraço médio ou inferior, a expansão do flanco cria um "sling" pediculado através do qual o antebraço pode ser colocado durante 3 semanas antes da divisão do pedículo. Tal como já foi referido, os enxertos de pele expandida de espessura total do abdómen ou da virilha continuam a ser o tratamento de eleição para a reconstrução dos dedos, das teias e da mão.

INTRAORAL

Técnica cirúrgica na maxila

Após a administração de anestesia local, é feita uma incisão em Z, o que ajuda no acesso cirúrgico, depois é feita uma dissecção, a profundidade da dissecção deve ser superior à curvatura externa do maxilar, ao contraforte do zigoma e inferior ao local da dissecção até à junção mucogengival. Todas estas incisões e dissecções conduzem à formação de um túnel submucoso, após a conclusão da preparação do túnel submucoso. O músculo e o tecido conjuntivo que cobrem o periósteo são removidos, são feitas suturas e, em seguida, é preparada uma tala cirúrgica provisória personalizada, que é colocada sobre a área suturada, onde é deixada durante as primeiras 48 horas, sendo depois removida e irrigada. A tala deve ser usada durante cerca de 8 a 10 semanas, até a prótese ser fabricada.

Técnica cirúrgica na mandíbula

Incisão cúspide vertical bilateral de 8 mm feita por vestibular da mucosa queratinizada residual ou uma única incisão transversal pode ser feita no sulco labial, através de uma dissecção subperiosteal, o mucoperiósteo da mandíbula é elevado do 3º molar esquerdo ao 3º molar direito, transversalmente da crista milo-hióidea aos aspectos vestibulares do sulco labiolingual.

CAPÍTULO-6

A TÉCNICA DE EXPANSÃO DE TECIDOS

<u>Partes da expansão do tecido</u>

No início, utilizavam-se balões simples com um tubo de ligação e um compartimento de enchimento separado, reforçado na parte inferior por uma placa de metal para evitar perfurações. Uma desvantagem deste sistema dividido era o facto de terem de ser feitas duas incisões separadas ou de ser necessário um descolamento maior para remover o expansor.

Os expansores mais recentes contêm diretamente a válvula de enchimento. Tem uma válvula de enchimento sofisticada que contém pequenos ímanes e é colocado um dispositivo na pele que permite ao cirurgião centrar perfeitamente a seringa de injeção.

Embora cada doente seja único e os pormenores técnicos variem ligeiramente consoante o problema reconstrutivo, a expansão de tecidos na sua forma tradicional e mais utilizada é composta pelas três fases seguintes.[86,87]

<u>Primeira fase. Inserção do expansor</u>

A localização das bolsas e incisões do expansor e da porta de enchimento deve ser planeada de modo a não comprometer a viabilidade do retalho subsequente. A incisão é normalmente efectuada no bordo do defeito a excisar, exceto nas junções entre pele normal e enxertos de pele, devido ao risco acrescido de deiscência da ferida durante a expansão. Por vezes, a incisão é efectuada no interior da lesão. Por vezes, são preferidas incisões afastadas da bolsa do expansor, numa tentativa de reduzir o risco de extrusão do implante (causada pela tensão durante a insuflação), especialmente se estiver planeada uma expansão rápida. Não devem ser criadas cicatrizes adicionais, que não serão removidas numa segunda fase, para a inserção do expansor, exceto na reconstrução mamária.[88,89,90]

A bolsa do expansor é feita nos planos submuscular (peito), subgaleal (couro cabeludo) ou suprafascial (tronco e membros) por dissecção romba (utilizando um dedo, o dilatador de Hegar ou dissectores rombos ergonométricos especialmente fabricados). Deve ser suficientemente grande para acomodar o expansor quando plano, sem tensão ou dobragem. A sua localização é selecionada de acordo com a área com maior laxidez da pele (para otimizar o ganho de tecido, minimizando a distorção das estruturas circundantes), a melhor combinação de tecido e o eventual encerramento proposto dos defeitos primários e secundários. Esta é normalmente adjacente ou por baixo da área a ser reconstruída. Um expansor colocado diretamente por baixo da lesão permite uma expansão máxima onde é necessário, ao longo dos bordos da lesão, desde que o expansor seja maior do que a lesão. Devem ser evitadas áreas de cicatrizes, atrofia ou irradiação prévia. Em geral, os expansores devem ser colocados em posições que tirem partido de retalhos simples de avanço ou de transposição. A porta de enchimento ou de injeção é colocada numa bolsa subcutânea separada através da mesma incisão. A sua localização deve permitir um acesso percutâneo fácil e, idealmente, estar a pelo menos 7 cm de distância do expansor. O tubo de ligação não deve ser dobrado.[91,92]

Uma dose única de antibiótico de largo espetro intravenoso pré-operatório (ampicilina-flucloxacilina 0,5-1 g) aquando da indução da anestesia e a cavidade é irrigada regularmente com solução aquosa de iodopovidona a 5%. É colocado um dreno de sucção na cavidade antes da inserção do expansor. O expansor é enchido com a quantidade de soro fisiológico necessária para permitir o fecho confortável da ferida. Esta insuflação intra-operatória do expansor preenche o espaço morto, reduz a formação de hematoma e seroma e alisa quaisquer dobras e rugas no invólucro do expansor. A solução salina pode ser corada intra-operatoriamente com alguns ml de azul de metileno para permitir uma confirmação fácil da colocação da agulha nas insuflações subsequentes do expansor. A incisão é fechada por camadas, tendo o cuidado de não perfurar o expansor e verificando se este pode ser esvaziado e enchido através da porta de injeção. A assepsia rigorosa e a hemostase meticulosa são componentes críticos do procedimento de implantação.[81,88,91,] <u>Segunda fase. Insuflação do expansor</u>

Após a cicatrização da incisão e a remoção das suturas (normalmente duas a três semanas de pós-operatório), inicia-se a expansão em série, semanalmente ou duas vezes por semana, até ser gerado tecido mole suficiente (normalmente oito a 12 semanas). Dickson e Sharpe demonstraram que um atraso superior a três semanas entre a inserção do expansor e o início da insuflação permite a formação de uma cápsula densa à volta do expansor desinsuflado, tornando a insuflação subsequente difícil e dolorosa.[76,81,93,94,95]

A cúpula da válvula do orifício de injeção é localizada por palpação com o dedo (ou com um dispositivo magnético) e a pele é preparada com iodopovidona aquosa a 5%. O local é coberto com toalhas de papel esterilizadas e o soro fisiológico é injetado a um ritmo lento por via percutânea através de uma agulha borboleta 23FG ou 25FG (veia do couro cabeludo). Na nossa prática, a cânula borboleta é ligada através de uma torneira de três vias a um saco de 500 cc de solução salina normal e a uma seringa de 60 ml.

A quantidade de solução salina injetada de cada vez depende do tamanho do expansor, do aperto da pele sobrejacente e da tolerância do doente. A quantidade correta de fluido é determinada de forma fiável pelo momento em que o doente começa a sentir "desconforto" ou "aperto" do expansor. As medições da pressão intra-expansor mostram que a cessação do fluxo sanguíneo na pele sobrejacente, determinada pelo branqueamento, ocorre a cerca de 40 mmHg. Pressões mais elevadas interrompem o fluxo sanguíneo na pele que está a ser expandida, resultando em dor isquémica; daí a fiabilidade da tolerância dos doentes para determinar a quantidade correta de fluido. Os doentes devem ser informados de que é de esperar algum desconforto ou aperto após a insuflação, que normalmente desaparece num dia ou dois. O volume de soro fisiológico injetado, juntamente com o total de execução, é registado numa tabela de expansão de tecidos em cada consulta.[92,96]

A frequência da insuflação do expansor varia consoante a localização e vai desde cada três a sete dias no couro cabeludo, passando por uma frequência semanal no peito, até cada oito a 10 dias nas extremidades e tronco posterior. Este protocolo convencional de expansão de tecidos demora normalmente seis a 12 semanas a ser concluído. [76,81,89,90,97,98]

Os desvios à técnica de insuflação padrão são, em grande parte, tentativas de encurtar o período tradicional de seis a 12 semanas e incluem a expansão contínua dos tecidos, a "sobreexpansão" ("enchimento excessivo"), a expansão rápida e a utilização de técnicas de ciclo de carga, como a expansão intra-operatória dos tecidos. A fisiologia da expansão tecidular intra-operatória é ainda obscura e muitos ainda não estão convencidos da sua utilidade. O sucesso experimental dos agentes anticontrácteis instilados em torno do expansor para acelerar a expansão dos tecidos através da inibição dos efeitos dos fibroblastos contrácteis na cápsula peri-expansora não foi reproduzido clinicamente. Tal deve-se possivelmente ao facto de a pele humana estar disposta de forma diferente da dos animais de pele solta.

Os dados clínicos e experimentais sugerem que a expansão "rápida" (durante uma a duas semanas) é tão eficaz como o esquema de injeção mais longo (seis a 12 semanas). A expansão rápida de mais de duas vezes por semana está, no entanto, associada a um maior risco de extrusão do expansor e o protocolo lento é geralmente recomendado para permitir a normalização dos tecidos entre as injecções.[84,94,92,99-103]

Clinicamente, os factores que limitam a velocidade da expansão são as propriedades físicas do retalho expandido e o seu fornecimento de sangue, sendo a contração da cápsula espessada um problema apenas quando há um atraso antes de iniciar a expansão ou entre as insuflações do expansor. A expansão pré-transferência de zonas dadoras adequadas aumenta a quantidade de tecido disponível para a reconstrução, melhora a vascularização do retalho e minimiza o defeito da zona dadora. Tem sido aplicada com sucesso em enxertos de pele de espessura total, retalhos cutâneos pediculados, fascio-cutâneos, mio-cutâneos, de transposição e livres. É particularmente útil em crianças e pode ser utilizado como alternativa às transferências livres de tecido em vários locais.

Determinar quando é que se conseguiu uma expansão suficiente é uma decisão clínica difícil. É gerado tecido suficiente para cobrir o defeito e o local doador sem tensão indevida quando a "circunferência apical" (hemicircunferência) da pele expandida mede duas a três vezes a largura do defeito. Por outro lado, o comprimento do retalho disponível para avanço é aproximadamente igual a duas vezes a altura do expansor acima da superfície da pele ou a diferença entre a largura da base do expansor e a hemicircunferência da área doadora expandida. No entanto, estas medidas simples subestimam frequentemente o que é efetivamente necessário. Por conseguinte, é nossa prática insuflar em excesso tanto quanto o doente tolerar, uma vez que o retalho maior resultante reduz a tensão do fecho da ferida, torna o procedimento de expansão do tecido mais previsível e pode impedir o estiramento da cicatriz.[81,84,92,96]

<u>Terceira fase. Remoção do expansor e reconstrução com tecido expandido</u>

Este procedimento é efectuado logo que possível após se ter conseguido uma expansão suficiente. Muitas vezes, o expansor é sobreinsuflado na mesa de operações para ganhar tecido adicional através de um ciclo de carga agudo da pele.[92,93,104,]

O acesso ao expansor é feito normalmente através da incisão de inserção. A cápsula peri-expansora é então dividida utilizando diatermia de corte para evitar perfurar o expansor antes da sua remoção. O expansor é então desinsuflado e removido juntamente com a sua porta de injeção. Se for caso disso, é efectuado o procedimento excisional previamente planeado (muitas vezes incluindo as cicatrizes adjacentes) e, em seguida, os tecidos expandidos são mobilizados para o interior do defeito.

As incisões devem ser efectuadas no interior do retalho expandido e não na sua base, uma vez que tendem a estreitar a base do retalho em avanço.[105] Um avanço experimental do retalho antes de excisar o defeito pode ser uma medida de precaução útil. Pode ser utilizado um dreno de sucção no local do dador. O encerramento da ferida e os cuidados pós-operatórios são semelhantes aos utilizados na cirurgia com retalho normal. A correção de pequenas discrepâncias tecidulares ou de "orelhas de cão" nas orelhas pode ser resolvida com o tempo.

A cápsula peri-expansora pode ser deixada intacta[92,93,106], incisada/circunferencialmente marcada (para facilitar o avanço máximo do tecido expandido para o interior do defeito)[77,82,91] ou excisada[107]. A excisão da cápsula pode causar hemorragia excessiva e comprometer a vascularização da pele expandida sobrejacente[60,77,82,].

CAPÍTULO-7

COMPLICAÇÕES

Existem várias complicações relacionadas com os expansores de tecidos, mas a maior parte delas são complicações menores. A maioria das complicações pode ser tratada sem qualquer tratamento a longo prazo. As regiões da cabeça e do pescoço registam o maior número de complicações.[6] Manders et. al (1984) efectuaram um estudo em 35 doentes com um grupo etário de 3 a 82 anos, utilizando 41 expansores, tendo observado que 40% dos doentes apresentavam complicações maiores e menores, dos quais 25% apresentavam complicações maiores[77].

Estas complicações não alteraram o curso da expansão. As complicações precoces incluíram dor com a injeção para expansão e formação de seroma. As complicações menores tardias foram a persistência de orelhas de cão onde a pele expandida foi recolhida e o alargamento de 77 cicatrizes.[77]

Dor

Apesar da subjetividade óbvia na avaliação da dor com a expansão, surgiram padrões definidos. Há pouca dor com a expansão do couro cabeludo, especialmente em crianças. Da mesma forma, a reconstrução mamária por meio de expansão não é dolorosa. A expansão do flanco e das costas causa mais desconforto, mas o maior desconforto segue-se à expansão sob a testa e distalmente nas extremidades. A dor pode limitar a expansão, mas normalmente não. A dor intensa coincide normalmente com uma tensão na pele expandida que normalmente assinalaria a conclusão da insuflação e, dependendo da cor da pele e do enchimento capilar, talvez até um recuo através da retirada ou de alguns mililitros de soro fisiológico. No espaço de 4 a 6 horas, o desconforto que se segue à injeção diminui consideravelmente e a maior parte da pele expandida está a ficar menos tensa. Entre 8 a 12 horas após a expansão, a pele está palpavelmente menos tensa, e o dedo do examinador fará uma indentação na pele sobre o expansor. Nesta altura, o doente está confortável. Tendo em conta esta história natural do processo de expansão, programamos a injeção de expansores para as horas da manhã, de modo a que os nossos doentes estejam confortáveis ao fim da tarde.[77]

Seroma

O corpo constrói uma cápsula que se ajusta à forma e que reveste a cavidade ocupada pelo expansor de tecidos moles. Como o invólucro do expansor é forçado contra a cápsula pela injeção de soro fisiológico, qualquer fluido fora do invólucro ficará sob pressão e procurará sair da cápsula. O orifício da agulha sobre o orifício de injeção proporciona essa saída nos modelos de expansores com o orifício incorporado no invólucro ou à distância deste. O soro pode escorrer lentamente durante algum tempo após a injeção, o que pode ser conseguido simplesmente limpando o fluido emergente com uma esponja limpa. Todas as cavidades criadas para a colocação de expansores são drenadas durante pelo menos 24 horas para minimizar a acumulação de sangue e soro.

A fuga ocasional de seroma levou à administração de antibióticos profilácticos na altura da expansão para evitar a infeção da cavidade do expansor por organismos contaminantes introduzidos pela agulha utilizada para a injeção e para minimizar as hipóteses de migração de organismos através do fluxo de um seroma drenado. A nossa prática a este respeito está a mudar, com a utilização de antibióticos geralmente confinada ao período perioperatório. A acumulação de fluidos e o inchaço durante o processo de expansão são provavelmente o prenúncio de uma infeção, devendo procurar-se outros sinais locais e sistémicos da mesma. O fluido da cavidade do expansor pode geralmente ser aspirado sobre a porta de injeção, estando depois disponível para coloração de Gram e cultura em casos duvidosos.[77]

Orelhas de cão

Quando o Skin expandido avança, pode ser necessário recolhê-lo no seu bordo de ataque, ou pode amontoar-se se avançar ao longo de um arco de rotação. Estas orelhas de cão devem ser aceites inicialmente, pois muitas desaparecerão ou tornar-se-ão mais pequenas e inconsequentes. A ressecção no momento do avanço cria uma cicatriz maior e pode desvascularizar o tecido. Além disso, a cicatriz pode alargar-se e tornar-se muito mais aparente mais tarde, o que constitui um problema particular no couro cabeludo, onde não deve ser eliminado qualquer tecido normal portador de cabelo.[77]

Alargamento de cicatrizes

As cicatrizes alargar-se-ão como após qualquer cirurgia. Uma cicatriz em que o couro cabeludo expandido foi adaptado e cosido a si próprio para eliminar uma orelha de cão demonstra a importância de não interromper o avanço do bordo de um retalho de pele expandida, especialmente de pele com cabelo. É de referir o rubor da pele expandida, por vezes com vénulas dilatadas visíveis. Esta vermelhidão é particularmente evidente com a expansão de tecidos na zona da testa e do peito. Com a remoção do expansor, a coloração normal regressa imediatamente, e esta alteração temporária da cor é considerada parte da história natural da expansão dos tecidos moles, e não uma complicação.[77]

COMPLICAÇÕES GRAVES

Infeção

As infecções adquiridas interrompem os planos de tratamento. Uma doente submetida a reconstrução mamária sofreu duas vezes infecções por Pseudomonas que obrigaram à remoção do expansor da área da mama direita.

No entanto, a mama esquerda foi estruturada com sucesso, apesar da infeção simultânea no lado oposto. Um hemangioma de grandes dimensões, submetido a uma redução faseada desta anomalia, apresentava uma bolsa de expansor nitidamente maior e os sinais clássicos de infeção. Aquando da incisão e drenagem, foi encontrado um grande volume de líquido turvo à volta dos expansores. Após a remoção dos expansores e o tamponamento da ferida, o doente foi deixado a cicatrizar por segunda intenção. Foram colhidas culturas de Staphylococcus do exsudado e do sangue.

Um terceiro doente, que será descrito noutro local, foi submetido a uma expansão e, numa segunda operação, a superfície interna da pele expandida foi coberta com um enxerto de pele de espessura parcial. O enxerto foi aplicado por cima do expansor, que foi depois insuflado para fixar firmemente a derme do enxerto de espessura parcial contra a cápsula. O doente apresentava sinais de infeção. Após antibióticos e um procedimento de drenagem, os sinais locais de inflamação resolveram-se rapidamente. O doente foi submetido a mais 2 semanas de expansão antes de o retalho revestido com sucesso ter sido utilizado para um procedimento reconstrutivo. As culturas revelaram que o organismo infetante era uma variedade de E. colt.[77]

Exposição

A exposição pode seguir-se à deiscência da incisão, à erosão de uma dobra do envelope através da pele, à erosão através de uma manipulação inadequada da cobertura de tecido por um doente psicótico.

Na maior parte dos casos, foi efectuado um encerramento de duas camadas com pontos absorvíveis subcutâneos e suturas de nylon na pele ou um encerramento com suturas de nylon interrompidas no colchão e um encerramento de nylon na pele. As suturas de nylon foram deixadas no local durante 3 semanas antes de serem retiradas; este tratamento pareceu adequado. É necessário ter cuidado para que a incisão não se sobreponha, sempre que possível, ao expansor.[77]

Falha do implante

Vários factores podem levar à falha do implante. Verificou-se que os dispositivos são muito fiáveis, com apenas um erro de fabrico descoberto por nós neste caso específico: o orifício de injeção não tinha uma parte traseira sólida para impedir que a agulha passasse para o lado mais profundo, falhando assim a câmara de injeção e criando uma fuga no orifício. O erro médico será provavelmente a maior fonte de falha do expansor à medida que a experiência se for acumulando. É possível uma montagem defeituosa, a quebra do tubo conetor que liga o invólucro do expansor à porta remota ou o facto de deixar as ligações soltas. A perfuração do envelope resultará numa fuga lenta. É obrigatória uma injeção cuidadosa, evitando o envelope. Os dispositivos de porta remota podem ser vítimas desta complicação se a porta de injeção não estiver segura no seu próprio beco sem saída, bem longe da bolsa do expansor.[77]

Isquemia induzida

A insuflação vigorosa de um expansor pode comprimir o tecido sobrejacente de tal forma que este se torna isquémico. Normalmente, a dor evita este fenómeno. Num doente com um retalho mucocutâneo esternocleidomastóideo, a pele do retalho tornou-se regularmente branca à medida que a pressão aumentava. A pele circundante permaneceu rosada. A remoção de apenas 5 ml de solução salina restabeleceu um enchimento capilar rápido no retalho. Os retalhos com pedículos estreitos podem ser mais vulneráveis à isquémia do que o tecido circundante e devem ser cuidadosamente monitorizados durante a expansão. A radioterapia prévia pode complicar a expansão do tecido, reduzindo o fornecimento de sangue aos tecidos moles a elevar, particularmente os que se encontram no bordo da zona a cobrir. A ferida foi fechada através do avanço do tecido mole expandido, mas a margem da ferida necrosou depois de ter sido elevada com o retalho. A perda do tecido lesado pela radiação prolongou muito a recuperação e exigiu desbridamento e enxerto de pele. O erro neste caso foi subestimar o grau de lesão por radiação e não eliminar uma área maior da margem da ferida de forma electiva[77].

Hemangiomas

Os hemangiomas apresentam uma série de problemas que dificultam a expansão dos tecidos moles. A perda de sangue aquando da inserção pode ser problemática. A drenagem pós-operatória pode persistir durante 10 a 14 dias. Se os drenos forem puxados com frustração, a acumulação de líquido à volta do expansor pode ser considerável. Pode seguir-se uma fuga de seroma do orifício da agulha durante a expansão na clínica. Além disso, os componentes do linfangioma podem "suar" linfa para a pele quando o expansor é insuflado. Por fim, a drenagem e a acumulação de fluidos podem predispor à infeção. Reduzimos ou eliminámos hemangiomas e linfangiomas de grandes dimensões com a técnica de expansão dos tecidos moles, mas três de cinco expansões sofreram complicações importantes, duas das quais atrasaram o tratamento definitivo[77].

- Colocação de incisões e expansores

A colocação da incisão para a inserção do expansor pode ser crucial para o sucesso do empreendimento. As incisões devem ser colocadas de forma a minimizar a criação de cicatrizes e a evitar a desvascularização do tecido. Sempre que possível, as incisões devem ser colocadas imediatamente adjacente ao defeito. É claro que existem exceções, como o uso de uma incisão transcoronal para a colocação do expansor sob a testa antes da reconstrução nasal total. Uma boa cobertura de tecido é essencial[77] .

Neuropraxia.

A neuropraxia é uma complicação rara da expansão de tecidos e, num estudo, ocorreu em apenas três casos de 76 expansões. Vários factores podem predispor as pessoas à neuropraxia, incluindo a tração de um nervo periférico devido a uma disposição anatómica restritiva. Além disso, grandes volumes ou taxas rápidas de expansão podem causar compressão do nervo secundária à força mecânica direta. As consequências da neuropraxia geralmente resolvem-se rapidamente, desde que seja tratada suficientemente cedo para evitar o aparecimento de desmielinização focal.

Intolerância psicológica.

A intolerância psicológica é uma complicação rara, apesar da deformidade física significativa que ocorre durante a expansão de tecidos. Numa amostragem aleatória de doentes submetidos a expansão de tecidos, Goin* descobriu que os doentes "normais" reagem ao procedimento de formas diferentes, que vão desde o comportamento exibicionista à depressão e ao retraimento. A expansão de tecidos parece causar uma distorção da imagem corporal na maioria dos doentes e, para alguns, parece reavivar emoções associadas a traumas anteriores ou à cirurgia para a qual estavam a ser reconstruídos.

De acordo com Chedomir Radovan, 1983

1. Hematoma

A existência de sangue sob o retalho tem efeitos destrutivos que levam à infeção e à necrose. O hematoma com compressão leva à necrose. O expansor deve ser removido após a formação de hematoma e deve ser obtida hemostase.[107]

2. Necrose

O primeiro sinal de necrose é a formação de bolhas no retalho.

Depois disso, o expansor deve ser desinsuflado e as áreas necróticas devem ser excisadas. Não devem ser aplicados pensos de pressão sobre o expansor, uma vez que diminuem a irrigação sanguínea e provocam necrose.[107]

De acordo com Hannah C. Langdell et al, em 2020, foi apresentada uma Revisão Sistemática da Expansão de Tecidos que incluiu 565 estudos. Destes, 166 publicações relataram expansão tecidual para indicações "menos tradicionais", em 5 categorias, ou seja, reconstrução da orelha, cranioplastia, procedimentos ortopédicos, reconstrução da parede abdominal e reconstrução genital. Por outro lado, a expansão da extremidade inferior apresentou taxas elevadas de complicações, de falha do expansor de tecidos, de infeção e de exposição.

FIGURA: 18 COMPLICAÇÕES DE ACORDO COM O GÉNERO

	MACHO	FEMININO	TOTAL

COMPLICAÇÕES	14.1%	26.8%	40.8%
COMPLICAÇÕES EXCLUINDO FUGAS	12.7%	23.9%	36.6%
DEHISCÊNCIA	11.3%	14.1%	25.4%
INFECÇÃO	5.6%	7.0%	12.7%
NECROSE	1.4%	5.6%	7.0%
HEMATOMA	5.6%	7.0%	12.7%
SEROMA	1.4%	7.0%	8.5%
COMPLICAÇÕES MÚLTIPLAS	12.7%	15.5%	28.2%
FUGAS	2.8%	4.2%	7.0%

FIGURA: 19 % DE COMPLICAÇÕES DE TE

PERFURAÇÃO DA PELE DA BOLSA	11%
INFECÇÃO	6%
ORELHA DE CÃO	5%
AUSÊNCIA DE ADERÊNCIAS DO RETALHO NO SEU NOVO LOCAL	4%
ABAIXO	3%
PERFURAÇÃO DO ORIFÍCIO OU DESCONEXÃO DOS TUBOS	2.1%
DEISCÊNCIA DA FERIDA	1.5%
FUGA DO FLUIDO OU PERFURAÇÃO DO TE	0.5%
EXPANSÃO DA PRÓPRIA CICATRIZ	1%
RETRACÇÃO DO RETALHO OU NECROSE NA PARTE DISTAL DO RETALHO	0.8%
DEPRESSÃO DOS OSSOS DO CRÂNIO, ESPECIALMENTE NAS CRIANÇAS COM MENOS DE 4 ANOS DE IDADE	0.7%
EXPOSIÇÃO DO PORTO	0.7%
TUBO DE EXPOSIÇÃO	0.3%
CINTAGEM DE TESOURARIA	0.2%
COLOCAÇÃO DO TUBO SOBRE O	0.1%
exposição dos bordos da te devido a NECROSE local DA PELE	0.2%
MIGRAÇÃO DO TE	0.01%
CICATRIZ HIPERTRÓFICA NO LOCAL DA REPARAÇÃO	0.01%
ECTRÓPIO DA PÁLPEBRA INFERIOR	0.1%
HEMATOMA	0.08%
SEROMA	0.05%
DESENVOLVIMENTO DE UMA CICATRIZ LARGA À VOLTA DO RETALHO APÓS RECONSTRUÇÃO	0.01%
DIMINUIÇÃO PERMANENTE DA SENSIBILIDADE DO RETALHO	0.01%

GESTÃO DAS COMPLICAÇÕES[54]

Evitar as complicações é a melhor forma de gestão. Deve prestar-se atenção à seleção adequada do paciente, à seleção e colocação adequadas do implante, a um planeamento cuidadoso da insuflação e à utilização adequada do tecido adicional gerado pela expansão.

1. Infeção de implantes

Se um implante ficar infetado pouco tempo após a colocação, é provavelmente mais sensato removê-lo e controlar a infeção, antecipando a substituição numa data posterior. A situação torna-se mais complexa, no entanto, quando a infeção ocorre perto do volume total do implante, quando o paciente e o cirurgião já investiram muito tempo e desconforto. O diagnóstico de infeção geralmente não é difícil de ser feito, embora deva ser enfatizado que muitos retalhos expandidos tornam-se eritematosos enquanto a expansão prossegue. Isso provavelmente representa uma manifestação clínica do suprimento sanguíneo altamente aumentado para a área14,15 , o que por si só não deve ser motivo de grande alarme. Num esforço para diferenciar entre este eritema e o eritema de uma infeção precoce, pode ser útil tentar aspirar fluido do espaço subcutâneo imediatamente adjacente à porta de enchimento (válvula), se esta estiver colocada à distância. A bolsa ocupada pelo implante está em comunicação direta com a bolsa capsular, que se formou à volta da porta de enchimento. Quaisquer organismos presentes nessa bolsa seriam previsivelmente encontrados também adjacentes à porta. Para facilitar a aspiração deste espaço potencial em redor da válvula do implante, coloco habitualmente uma pequena quantidade (1 a 2 cc) de azul de metileno em cada implante utilizado. Isto permite uma excelente forma de avaliar a integridade do implante depois de o posicionar, uma vez que não deve estar presente qualquer azul de metileno livre na bolsa. Além disso, se eu estiver a tentar aspirar o espaço potencial em torno da válvula, uma aspiração incolor indica uma amostragem bem sucedida. Se não estiverem presentes sintomas sistémicos de infeção e não se previr a colocação de um implante permanente após a conclusão da reconstrução (por exemplo, um retalho expandido para um simples avanço em oposição a um retalho destinado a cobrir um implante mamário ou outro dispositivo protésico), existe um consenso geral de que a expansão contínua é razoável. A nossa rotina é a utilização de um suporte antibiótico adequado e uma monitorização cuidadosa. Se estiver prevista uma prótese permanente, como na reconstrução mamária, deve ser considerado o protocolo de gestão descrito por Weber e Hentz, que consiste principalmente em terapia antibiótica e irrigação e drenagem contínuas. Relatei um caso de uma reconstrução mamária infetada recuperada desta forma. Manders relatou um procedimento de recuperação semelhante numa paciente submetida a expansão de um retalho revestido por um enxerto de pele de espessura parcial. Exposição do implante/válvula A exposição do implante pode ser uma manifestação de infeção, ou pode estar relacionada com a erosão das dobras do envelope ou com esquemas de insuflação demasiado agressivos. A exposição da válvula pode ser devida a infeção ou pode ser causada pela colocação da válvula sobre uma proeminência óssea com amortecimento insuficiente da pele. As infecções já foram discutidas anteriormente. As erosões iminentes manifestam-se como áreas de afinamento óbvio, frequentemente com protrusão de uma prega de implante facilmente palpável, coberta por epitélio fino e translúcido. Estas ocorrem normalmente nas fases iniciais da expansão, quando o volume do implante é baixo e as pregas são proeminentes. Não foi descrito um procedimento de tratamento fiável. O cirurgião tem três opções nesta situação: o implante pode ser desinsuflado, na esperança de que a redução da tensão sobre a pele sobrejacente resolva o problema; (2) o implante pode ser insuflado mais completamente, na esperança de preencher as pregas e remover o estímulo à erosão; ou (3) o implante pode simplesmente ser observado, sem alteração de volume até que a situação se resolva. Ninguém apresentou uma solução definitiva para este problema. A experiência indica que as pregas dos implantes não podem ser eficazmente massajadas quando se desenvolvem, provavelmente devido à cápsula que se formou à sua volta. Salvámos um caso de erosão iminente de dobras através da insuflação contínua e agressiva, e outro caso foi resolvido com esvaziamento e massagem. Estas duas resoluções bem sucedidas para a erosão iminente foram experimentadas numa série de 10 doentes que apresentavam este problema - os restantes oito desenvolveram uma erosão de espessura total. Diante da erosão e exposição da válvula, deve-se considerar a possibilidade de separar completamente a válvula do tecido circundante e simplesmente usá-la como uma porta externa. Estas portas são atualmente utilizadas por rotina em vários centros. Parte do seu sucesso pode ser atribuído ao facto de permitirem a drenagem contínua e a descompressão da ferida. Se o expansor estiver exposto, pode proceder-se novamente à expansão pretendida. No entanto, verificou-se que a área de erosão tende a aumentar à medida que o implante é mais insuflado. Normalmente, não se obtém uma grande quantidade de tecido extra após a ocorrência de uma erosão. No entanto, também deve ser realçado que as erosões e exposições da válvula ou do expansor praticamente nunca são situações de emergência; os doentes devem ser informados deste facto no pré-operatório para evitar traumas emocionais desnecessários.[54]

2. Falha do implante

Enfatizo aos pacientes no pré-operatório que a falha do implante é uma possibilidade significativa, apesar do facto de a tecnologia de implantes estar a melhorar rapidamente. A não ser que seja utilizada uma porta de enchimento externa, a insuflação do expansor de tecidos é um procedimento cego, efectuado principalmente por palpação e, eventualmente, com a ajuda de auxiliares magnéticos ou radiológicos. Embora a integridade do implante não possa ser assumida após a colocação do implante, é da responsabilidade do cirurgião certificar-se de que o implante está intacto antes da colocação. Tal é facilitado, como descrito anteriormente, pela colocação de uma pequena quantidade de azul de metileno no implante através do sistema de válvulas, depois de todas as ligações terem sido fixadas. Considero que esta é uma técnica mais fiável do que submergir um implante cheio de ar em soro fisiológico e procurar bolhas que possam indicar fugas. Uma vez colocado o implante e iniciadas as injecções, não se deve partir do princípio de que os volumes injectados reflectem exatamente o volume real do implante. É óbvio que as válvulas apresentam fugas, o que está provavelmente relacionado com elevações transitórias das pressões intra-implantares causadas por pequenos traumatismos ou simples alterações de posição do doente. Além disso, algumas injecções podem ser apenas parcialmente captadas pelo sistema de válvulas, ou podem estar inteiramente no espaço subcutâneo à volta da válvula. Mais uma vez, se o conteúdo do implante tiver sido colorido, este facto deve ser evitado. Finalmente, é de notar que os expansores com fugas grosseiras foram removidos no final de reconstruções clinicamente normais de vários tipos. Assim, a menos que o implante seja simplesmente incapaz de reter qualquer volume significativo, é razoável proceder a insuflações adicionais, mesmo que uma fuga do implante pareça altamente provável.[54]

3. Isquemia do retalho

É possível, clínica e experimentalmente, insuflar um expansor de tecidos até uma pressão em que a perfusão capilar cessa. Este facto é normalmente precedido de dor, a menos que a área seja anestesiada; além disso, o branqueamento da área é normalmente bastante óbvio. Uma vez que estes sinais de sobreinsuflação são claros na maioria das aplicações clínicas, não creio que as determinações de rotina da pressão do implante antes e depois da insuflação sejam úteis, a menos que todo o plano de insuflação esteja a ser acelerado devido a uma razão clinicamente urgente. A maioria dos cirurgiões que utilizam técnicas de expansão numa base regular considera que as insuflações semanais ou duas vezes por semana proporcionam um horário confortável para os doentes. A menos que exista algum problema subjacente (por exemplo, exposição a radiação ou doença vascular subjacente), a nossa preferência é por injecções semanais. Se o retalho parecer estar comprometido, ou se a incisão utilizada para a colocação do implante parecer estar sob tensão excessiva, o implante deve ser parcialmente desinsuflado e o calendário de insuflações deve tornar-se mais conservador. Relativamente à minimização da probabilidade de dificuldades do retalho em campos irradiados, não foram relatados quaisquer relatórios experimentais ou clínicos definitivos.

No entanto, a maioria dos cirurgiões aconselha a colocação de expansores sob o músculo, sempre que possível, ao expandir tecido irradiado. Como outra fonte de complicações relacionadas com o tecido, Manders referiu a dificuldade em expandir adjacente a hemangiomas e linfangiomas - ambos parecem ser propensos a hemorragia excessiva no momento da colocação do implante, à formação de seromas e a infecções.[54]

A expansão de tecidos é uma reconstrução de tecidos moles, cujo princípio principal é desenvolver tecido dador por expansão adjacente ao defeito. Este retalho dador é duplicado em tamanho. Depois de partilhar o retalho expandido para reconstrução, o local doador é bem preservado, enquanto o defeito é reconstruído com tecido contíguo de textura, cor, espessura e sensação semelhantes. A formação de cicatrizes é mínima. [107]

A expansão tecidular é o futuro da medicina dentária, uma vez que ajuda o paciente a sair com uma cobertura tecidular adequada e uma boa estética na área do defeito, com um mínimo de visitas ao hospital e de desconforto. É necessário um vasto conhecimento sobre a regeneração de tecidos para a aplicação clínica intra-oral do expansor de tecidos. Um bom cirurgião pode obter um aumento da área de superfície do tecido através da fluência mecânica e do estiramento biológico, que são utilizados para recobrir o defeito. Melhora a qualidade e a quantidade de tecido mole e facilita o encerramento primário da ferida e reduz a incidência de deiscência da ferida e a exposição de enxertos ósseos. O único aspeto que o cirurgião deve ter em conta é a colocação correta e o controlo do grau de insuflação do expansor. Também está a ser estudada a utilização de "hidrogel inteligente", que é utilizado na administração de medicamentos, na engenharia de tecidos e possui uma excelente propriedade biocompatível. Assim, o expansor de tecidos vai desempenhar um papel importante na medicina dentária do futuro[29]

BIBLIOGRAFIA

1. Shahrokh C. Bagheri, Husain Ali Khan, R. Bryan Bell **Terapia atual em cirurgia oral e maxilofacial 2012**

2. Mofiyinfolu Sokoya, Jared Inman, Yadranko Ducic. Reconstrução do couro cabeludo e da testa Semin Plast Surg 2018;32:90-94

3. Nur Liyana Hannah Binti Izham Akmal, Dra. Caroline, Jacob Revista Internacional de Pesquisa Avançada (2016), Volume 4, Edição 6, 1683-1693

4. LEW et al Utilização de um expansor de tecido mole no aumento do rebordo alveolar: Um relatório preliminar. J Oral Maxillofac Surg 44:516-519.1986

5. Shan R. Baker, MD, Neil A. Swanson, MD. Tissue Expansion of the Head and Neck (Expansão de tecido da cabeça e pescoço). Arch Otolaryngol Head Neck Surg. 1990;116:1147-1153

6. Jeffrey Marcus, Douglas B. Horan, June K. Robinson, Expansão de tecidos: Past, present, and future, Journal of the American Academy of Dermatology,Volume 23, Issue 5, Part 1,1990

7. Wiese et al. Tratamento da anoftalmia congénita com expansores de polímero auto-infláveis: um novo método. Journal of Cranio-Maxillofacial Surgery (1999) 27, 7276

8. *Hernández et al* Expansão de tecidos na reconstrução de defeitos craniofaciais. Rev Esp Cirug Oral y Maxilofac vol.26 no.5 Madrid sep./oct. 2004

9. Kaner D, Friedmann A. Expansão de tecidos moles com expansores de tecidos osmóticos auto-preenchíveis antes do aumento do rebordo vertical: um estudo de prova de princípio. Jornal de periodontologia clínica. 2011 Jan;38(1):95-101

10. Handschel, J., Schultz, S., Depprich, R.A. *et al.* Expansores de tecido para a reconstrução de tecidos moles na área da cabeça e pescoço - requisitos e limitações. *Clin Oral Invest* 17, 573-578 (2013).

u. Agrawal K, Agrawal S. Regeneração de tecidos durante a expansão de tecidos e escolha de um expansor. *Indian J Plast Surg.* 2012;45(1):7-15.

12. Sakkas A, Ioannis K, Winter K, Schramm A, Wilde F. Resultados clínicos do aumento ósseo autólogo colhido do ramo mandibular antes da colocação do implante. Uma análise de 104 casos. GMS Cirurgia plástica e reconstrutiva interdisciplinar DGPW. 2016;5.

13. Wagh MS, Dixit V. Expansão de tecidos: Concepts, techniques and unfavourable results. Indian J Plast Surg. 2013 maio;46(2):333-48.

14. Mertens C, Thiele O, Engel M, Seeberger R, Hoffmann J, Freier K. A utilização de expansores de tecidos moles auto-insufláveis antes do aumento ósseo de rebordos alveolares atrofiados. Clin Implant Dent Relat Res. 2015

Feb;17(1):44-51.

15. Dhadse PV, Yeltiwar RK, Bhongade ML, Pendor SD. Expansão do tecido mole antes do aumento vertical do rebordo: Balões de silicone insufláveis ou expansores de tecido osmótico com enchimento automático? Jornal da Sociedade Indiana de Periodontologia. 2014 Jul;18(4):433.

16. John J, Edward J, George J. Expansores de tecido na reconstrução de defeitos maxilofaciais. J Maxillofac Oral Surg. 2015 Mar;14(Suppl 1):374-82.

17. Biswas, B. K., S. Pal e S. Bag. "Clinical efficacy of an indigenously developed tissue expander.

18. Mertens C, Thiele O, Engel M, Seeberger R, Hoffmann J, Freier K. A utilização de expansores de tecidos moles auto-insufláveis antes do aumento ósseo de rebordos alveolares atrofiados. Clin Implant Dent Relat Res. 2015 Feb;17(1):44-51.

19. Henri J.J. Uijlenbroek, Yuelian Liu e Daniel Wismeij. Expansão de tecidos moles: princípios e expansores de tecidos de hidrogel intra-orais inferidos. Investigação dentária, oral e craniofacial. 2015 volume 1(6): 178185.

20. Al-harganee, d.m. Enescu. Expansão de tecidos: Princípios, técnicas e resultados indesejados. 2015/12/01

21. Balaji SM. Uma experiência de centro único de expansão e reconstrução de tecido craniofacial. Ann Maxillofac Surg. 2015 Jan-Jun;5(1):37-43.

22. Christian Smolle et al. Complicações na expansão de tecidos: A logistic regression analysis for risk factors,Burns,Volume 43, Issue 6,2017,Pages 11951202

23. Barwinska D, Garner J, Davidson DD, Cook TG, Eckert GJ, Tholpady SS, March KL, Park K, Barco CT. Mucosal Perfusion Preservation by a Novel Shapeable Tissue Expander for Oral Reconstruction (Preservação da Perfusão da Mucosa por um Novo Expansor de Tecido Moldável para Reconstrução Oral). Plast Reconstr Surg Glob Open. 2017 Ago 28;5(8):e1449

24. Sokoya, Mofiyinfolu et al. "Reconstrução do couro cabeludo e da testa". *Seminários em cirurgia plástica* vol. 32,2 (2018): 90-94.

25. Alaaaldin M. Radwan, Michael F. Zide Expansão de tecidos na cabeça e no pescoço. Jul 2019Atlas Oral Maxillofac Surg Clin.

26. *Neeraj K. Agrawal, Aditya N. Choudhary, Preeti Agrawal.* Expansão tecidular como alternativa estética para o resurfacing facial: uma série de 92 pacientes num único centro. Revista Internacional de Investigação em Ciências Médicas, Vol 7, No 12 (2019)

27. Dwivedi A, Kour M, Awasthi D. Balão de retalho na testa para revisão de cicatrizes. Ann Maxillofac Surg. 2020 Jan-Jun;10(1):182-185.

28. Byun S-H, Lim H-K, Yang B-E, Kim S-M, Lee J-H. Correção: Byun, S.-H.

et al. Reconstrução tardia de defeito palatomaxilar com retalho livre de fíbula. *J. Clin. Med.* 2020, *9*, 884. *Jornal de Medicina Clínica.* 2020; 9(6):1712.

29. Lakshana S et al., Expansor de tecido em periodontia. Revista Internacional de Pesquisa Científica Recente Vol. 11, Edição, 08 (B), pp. 39498-39503, agosto de 2020

30. Chang et al. Expansor de tecido auto-inchável para reconstrução de tecidos moles na região craniofacial: Uma avaliação in vitro e in vivo.VL - 33 Bio-Medical Materials and Engineering (2021)

31. Langdell HC, Taskindoust M, Levites HA, et al. Revisão Sistemática da Expansão de Tecidos: Utilização em aplicações não mamárias. *Plast Reconstr Surg Glob Open.* 2021;9(1):e3378. Publicado em 21 de janeiro de 2021.

32.

33. Argenta LC, Marks MW, Pasyk KA. Avanços na expansão de tecidos. Clin Plast Surg 1985;12:159-71

34. Austad ED, Pasyk KA, McClatchey KD, et al. Avaliação histomorfológica da pele e dos tecidos moles da cobaia após expansão controlada dos tecidos. Plast Reconstr Surg 1982; 70:704-10. 22.

35. Pasyk KA, Austad ED, McClatchey KD, Cherry GW. Avaliação microscópica eletrónica da pele e dos tecidos moles de cobaias "expandidos" com um implante de silicone auto-inflável. Plast Reconstr Surg 1982;70:37-45.

36. Austad ED, Thomas SB, Pasyk K. Expansão dos tecidos: Dividendo ou empréstimo? Plast Reconstr Surg 1986;78:63-7.

37. Pasyk KA, Austad ED, Cherry GW. Fibras de colagénio intracelular na cápsula em torno de expansores de silicone em cobaias. J Surg Res 1984;36:125-33.

38. Pasyk, D.A., Argenta, L.C., Hassett, C. Análise quantitativa da espessura da pele humana e do tecido subcutâneo após expansão controlada com um implante de silicone. Plast Reconstr Surg 1988; 81:4, 516-523.

39. Pasyk, D.A., Argenta, L.C., Austad, E.D. Histopatologia do tecido expandido humano. Clin Plast Surg 1987; 14: 3,435-445.

40. Matturri, L., Campiglio, G.L., Lauezzi, A.M., et al. Cinética celular e conteúdo de DNA (ploidia) da pele humana em expansão. Eur J Bas Appl Histochem 1991; 35: 1, 73-79.

41. Matturri, L., Azzolini, A., Riberti, C., et al. Avaliação histopatológica a longo prazo da pele humana expandida. Plast Reconstr Surg 1992; 90: 4, 636-642.

42. Johnson, P.E., Kernahan, D.A., Bauer, R.S. Resposta dérmica e epidérmica à expansão dos tecidos moles no porco. Plast Reconstr Surg 1988; 81:3, 390-395.

43. Olenius, M., Dalsgaard, C.J., Wickman, M. Atividade mitótica na pele

humana expandida. Plast Reconstr Surg 1993:91:2,213-216.

44. Brobmann, G.F., Huber, J. Effects of different - shaped tissue expansers on transluminal pressure, oxygen tension, histopathologic changes and skin expansion in pigs. Plast Reconstr Surg 1985; 76: 6, 731-736.

45. Cherry, G.W., Austad, E., Pasyk, K., et al. Aumento da sobrevivência e vascularização de retalhos cutâneos de padrão aleatório elevados em pele expandida e controlada. Plast Reconstr Surg 1983; 72: 5, 680-685.

46. Marcus, J., Horan. D.B., Robinson, J.K. Expansão de tecidos: Passado, presente e futuro. J Amer Acad Dermatol 1990; 23: 5. 813-825.

47. Mustoe, T.A., Bartell, T.H., Garner, W.L. Efeitos físicos, histológicos e bioquímicos da expansão rápida versus convencional de tecidos. Plast Reconstr Surg 1989

48. Lee P, Squier CA, Bardach J. Melhoria da expansão do tecido por agentes anticontrácteis. Plast Reconstr Surg 1985;76:604-10.

49. Rees RS, Nanney LB, Fleming P, et al. Expansão dos tecidos: o seu papel nas amputações traumáticas abaixo do joelho. Plast Reconstr Surg 1986;77:133-7.

50. Brobmann, G.F., Huber, J. Effects of different-shaped tissue expansers on transluminal pressure, oxygen tension, histopathologic changes and skin expansion in pigs. Plast Reconstr Surg 1985; 76: 6, 731-736.

51. Johnson PE, Kernahan DA, Bauer BS. Resposta dérmica e epidérmica à expansão dos tecidos moles no porco. Plast Reconstr Surg 1988;81:390-5.

52. Argenta, L.C., Marks, M.W., Pasyk, K.A. Avanços na expansão de tecidos. Clin Plast Surg 1985; 12: 2, 159-171.

36 Sasaki, G.H., Pang, C.Y. Pathophysiology of skin flaps raised on expanded pig skin. Plast Reconstr Surg 1984; 74: 1,59-65.

53. Squier CA. The effect of stretching on formation of myofibroblasts in mouse skin. Cell Tissue Res 1981;220:325-35.

54. Austad ED. Discussão. Plast Reconstr Surg 1988;81: 396-7.

55. Pasyk KA, Argenta LC, Hassett C. Análise quantitativa da espessura da pele humana e do tecido subcutâneo após expansão controlada com um implante de silicone. Plast Reconstr Surg 1988;81:516-23.

56. Sasaki OR. Refinamentos da expansão de tecidos. In: Jurkiewicz MJ, Krizek T, Ariyan S, eds. Cirurgia plástica: princípios e prática. St. Louis: CV Mosby, 1986.

57. Ryan TJ, Barnhill RL. Factores físicos e angiogénese. In: Nugent J, O'Connor M, eds. Development of the vascular system (Desenvolvimento do sistema vascular). Simpósio 100 da Fundação CIBA. Pitman, 1983:80-94.

58. Ryan TJ. Discussão. Plast Reconstr Surg 1983;72:686-7.

59. Sasaki GS, Pang CY. Pathophysiology ofskin flaps raised on expanded pig skin. Plast Reconstr Surg 1984;74:59-65.

60. Marks MW, MacKenzie JR, Burney RE, et al. Resposta de retalhos cutâneos aleatórios à expansão rápida. J Trauma 1985;25:947-51.

61. Marks MW, Burney RE, MacKenzie JR, Knight PRo Fluxo sanguíneo capilar melhorado em retalhos de padrão aleatório rapidamente expandidos. J Trauma 1986;26:913-5.

62. Knighton PR, Silver IA, Hunt TK. Regulação da angiogénese da cicatrização de feridas - efeito dos gradientes de oxigénio e da concentração de oxigénio inspirado. Surgery 1981;90:262-70.

63. Young CMA. A revascularização de retalhos cutâneos pediculares em porcos: um estudo funcional e morfológico. Plast Reconstr Surg 1982;70:455-64.

64. Goding GS, Cummings CW, Trachy RE. Expansão dos tecidos e fluxo sanguíneo cutâneo. Laryngoscope 1988;98:919-22.

65. Barnhill R, Ryan TJ. Considerações mecânicas no crescimento de novos vasos. In: Aspectos básicos da microcirculação. Amsterdam: Excerpta Medica, 1982:157-65

66. Gibson T. Discussão. Plast Recanstr Surg 1986;77:320-1.

67. Robinson JK. Variações na técnica operatória: o princípio "nip 'n tuck" na cirurgia dermatológica, J Dermatol Surg Oneal 1980;6:282-5.

68. Gibson T. The physical properties ofskin (As propriedades físicas da pele). In: Converse JM, ed. Reconstructive plastic surgery; vol 1. Philadelphia: WB Saunders, 1977:70-7

69. Young CMA. A revascularização de retalhos cutâneos pediculares em porcos: um estudo funcional e morfológico. Plast Reconstr Surg 1982;70:455-64

70. van Rappard JHAA, Molenaar J, van Doorn K, et al. Aumento da área de superfície na expansão de tecidos. Plast Reconstr Surg 1988;82:833-7

71. Shively RE, Bermant MP, Bucholz RD. Separação de gémeos craniopagos utilizando expansores de tecido. Plast Reconstr Surg 1985;76:765-73.

72. Shively RE. Estimador de volume de expansor de pele. Plast Reconstr Surg 1986;77:8482-3.

73. Shively RE. Discussão. Plast Reconstr Surg 1988;82: 838-9. 43. Patel PK. Estimando o volume do expansor de tecido: a receita de um homem pobre. Plast Reconstr Surg 1986;78:426-7.

74. Brobmann, G.F., Huber, J. Effects of different-shaped tissue expansers on transluminal pressure, oxygen tension, histopathologic changes and skin expansion in pigs. Plast Reconstr Surg 1985; 76: 6, 731-736.

75. Duits ERA, Molenaar J. A modelação de expansores de pele. Plast Reconstr

Surg 1989;83:362-7

76. 2015 Mutaz B. Habal O Jornal de Cirurgia Craniofacial - Volume 26, Número 2, março de 2015

77. Manders EK, Schenden MJ, Furrey JA, et al. Expansão de tecidos moles: conceitos e complicações. Plast Reconstr Surg 1984;74:493-507

78. Frame JW. Hydroxyapatite as a biomaterial for alveolar ridgeaugmentation.International journal of oral and maxillofacial surgery. 1987 Dec 1;16(6):642- 55.

79. Nurhyana,hannan Binti,Izham akam.Tissue expander a ReviewISSN2320-540,volume4,issue 6 (2016)

80. Joss, G.S., Zoltie, N., Chapman, P. Técnica de expansão de tecidos e retalho de transposição. Brit J Plast Surg 1990; 43: 3. 328-333.

81. Hallock, G.G. Sobreinsuflação máxima de expansores de tecidos. Plast Reconstr Surg 1987; 80: 4, 567-569

82. Cohen, M., Marschall, M. Expansão de tecidos. Uma técnica alternativa na cirurgia reconstrutiva. Surg Ann 1990; 22: 343-362

83. Patel, P.K. Estimando o volume do expansor de tecidos: uma receita de pobre. [Carta]. Plast Reconstr Surg 1986; 78: 3, 426-427.

84. Wieslander, J.B. Expansão repetida de tecido na reconstrução de uma enorme lesão combinada de avulsão do couro cabeludo e da testa. Ann Plast Surg 1988; 20: 4, 381-385.

85. Argenta, L.C., Marks, M.W., Grabb, W.C . Utilização selectiva da expansão em série na reconstrução mamária. Ann Plast Surg 1983; 11:3, 188-195

86. C M . Malata, JOURNAL OF WOUND CARE JANEIRO, VOL 4, NO 1, 1995

87. Johnson, G.R., Han, P., Giacopelli, J.A. Expansão de tecido como alternativa ao enxerto de pele para o encerramento de defeitos cutâneos. J Am er Podiatr M ed Assoc 1992; 82: 5, 249-259.

88. Sharpe, D.T. Expansão de tecidos. Burns Incl Therm Inj 1987; 13 (Su p p l:) s43-s48

89. Sharpe, D.T., Burd, R.M. Expansão de tecidos em perspetiva. Ann Roy Coll Surg Engl 1989; 71:3, 175181. *Zoltie, N., Chapman, P., Joss, G. Tissue expansion: a unit review of non-scalp, non-breast expansion. Brit J Plast Surg 1990; 43: 3, 325-327.

90. Bauer, B.S., Vicari, F.A., Richard M.E. O papel da expansão de tecidos na cirurgia plástica pediátrica. Gin Plast Surg 1990; 17: I. 101-112

91. Cole, W.G., Bennett, C.S., Perks, A.G., et al. Expansão dos tecidos nos membros inferiores de crianças e jovens adultos. J Bone Joint Surg 1990; 72B: 4, 578-580.

92. Baker, S.R., Swanson, N.A. Expansão de tecidos da cabeça e do pescoço. Indicações, técnica e complicações. Arch Otolaryngol Head Neck Surg 1990; 116: 10, 1147-1153

93. Sharpe, D.T., Coleman, D.J. Further developments in tissue expansion (Novos desenvolvimentos na expansão de tecidos). In: Jackson, I.T., Sommerlad, B.C. (eds). Recent Advances in Plastic Surgery (Avanços recentes em cirurgia plástica). Edinburgh: Churchill Livingstone, 1992; 45-58

94. Antonyshyn, O., Gruss, J.S., Mackinnon, S.E., et al. Complicações da expansão de tecidos moles. Brit J Plast Surg 1988; 41: 3, 239-250.

95. Dickson, M.G., Sharpe, D.T. As complicações da expansão de tecidos na reconstrução mamária: uma revisão de 75 casos. Brit J Plast Surg 1987; 40: 6, 629-635.

96. Zoltie, N., Chapman, P., Joss, G. Expansão de tecidos: uma revisão unitária da expansão não escalpe e não mama. Brit J Plast Surg 1990; 43: 3, 325-327

97. Borges-Filho, P.T., Neves, R.I., Gemperli, R., et al. Expansão dos tecidos moles na reconstrução dos membros inferiores. Gin Plast Surg 1991; 18:3, 593-599.

98. Schmidt, S.C., Logan, S.E., Hayden, J.M., et al. Expansão de tecido contínua versus convencional: Verificação experimental de uma nova técnica. Plast Reconstr Surg 1991; 87: I, 10-15.

99. Sellers, D.S., Miller, S.H., Demuth, R.J. Tissue expansion as an adjunctive technique for the management of difficult wounds. Amer J Surg 1986; 151: 5. 603-606

100. Iwahira, Y., Maruyama, Y. Enxertos de pele livre de espessura total pré-auricular expandida. Plast Reconstr Surg 1991; 87: I, 150-152.

101. Spence, R.J. Experiência com novos usos de expansores de tecido na reconstrução de queimaduras da face e pescoço. Ann Plast Surg 1992; 28: 5,453-464.

102. DeHaan, M.R., Hammond, D.C., Mann, R.J. Expansão controlada de tecido de um retalho da virilha para reconstrução da extremidade superior. Plast Reconstr Surg 1990; 86: 5. 979-982.

103. Kostakoglu, N., Kei^ik, A., Ozyilmaz, F., et al. Expansão de retalhos fasciais: Alterações histopatológicas e benefícios clínicos. Plast Reconstr Surg 1993; 91:1, 72-79.

104. Hirshowitz, B., Kaufman, T.t Ullman, J. Reconstrução da ponta do nariz e da asa por ciclo de carga da pele nasal e aproveitamento de pele extra. Plast Reconstr Surg 1986; 77: 2, 316-319.

105. Leonard, A.G., Small, J.O. Expansão de tecidos no tratamento da alopecia. Brit J Plast Surg 1986; 39: I, 4256.

106. Borges-Filho, P.T., Neves, R.I., Gemperli, R., et al. Expansão dos tecidos moles na reconstrução dos membros inferiores. Gin Plast Surg 1991; 18:3, 593-599

107. Azzolini, A., Riberti, C., Cavalca, D. Expansão da pele na cirurgia reconstrutiva da cabeça e do pescoço. Plast Reconstr Surg 1992; 90: 5, 799-807

108. Radovan, Chedomir M.D. Tissue Expansion in Soft-Tissue Reconstruction, Plastic and Reconstructive Suregery:October 1984-vol 74-Issue 4-p 482-490